父母必读 养育系列图书

U0323533

早产儿
养育实用手册

王丹华 著

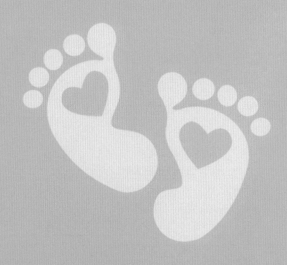

北京出版集团
北京出版社

图书在版编目（CIP）数据

早产儿养育实用手册 / 王丹华著. — 北京：北京
出版社，2020.8
ISBN 978-7-200-15861-8

Ⅰ. ①早… Ⅱ. ①王… Ⅲ. ①早产儿—哺育—手册
Ⅳ. ①R174-62

中国版本图书馆 CIP 数据核字（2020）第 168790 号

早产儿养育实用手册
ZAOCHAN'ER YANGYU SHIYONG SHOUCE
王丹华　著

*

北 京 出 版 集 团
北 京 出 版 社　出版

（北京北三环中路 6 号）

邮政编码：100120

网　　　址：www.bph.com.cn

北 京 出 版 集 团 总 发 行
新 华 书 店 经 销
北京瑞禾彩色印刷有限公司印刷

*

710毫米×1000毫米　16开本　9印张　98千字
2020年8月第1版　2020年12月第2次印刷

ISBN 978-7-200-15861-8
定价：58.00 元
如有印装质量问题，由本社负责调换
质量监督电话：010-58572393

· 序言 ·

我做儿科医生已经 40 年了，在从医的经历中，最让我感动的是早产宝宝和他们的父母。早产宝宝提前来到这个世界，那么脆弱，让人怜悯。父母面对突然降临的小生命，既惊喜又担忧的复杂心情和所承受的心理压力旁人难以想象。但是，我们看到了早产宝宝过五关斩六将，勇敢挑战极限，创造出一个又一个生命的奇迹；看到了宝宝的父母倾注全部的心血，以无私的大爱和无畏的勇气，伴随着宝宝成长的每一步。这一切，坚定了我们去拯救、呵护每一个小生命的信念，成为激励我们儿科医生前行的动力。

几十年来，看着一个个早产宝宝长大，从巴掌大的小不点儿，一转眼就上了幼儿园、小学、中学和大学。每次门诊随访，我期盼着每一个孩子的到来，渴望知道他们长多高了，又有什么进步了，学会什么本事了……每一位家长会如数家珍般地向我诉说宝宝成长的点点滴滴，同时还有数不清的困惑写在小本本上来咨询。家长们的笑容和泪水交织在一起，也流淌在我的心底。我切身感受到早产宝宝父母的艰辛和不易，愿意竭尽所能去帮助他们，和他们一起去呵护孩子们成长。

写这本书的初衷就是针对在养育早产宝宝过程中一些常见的问

题，向家长们说些什么。这些话虽然每天说，但写成书我还是有些忐忑。毕竟早产宝宝和父母面临的挑战很多，每一位宝宝和家庭都是独一无二的，而这本书的内容很有限。我只是希望把几十年间对家长们说的话整理出来，让更多的家长知道，使更多的早产宝宝和家庭受益。

在这里，我请到了几位早产宝宝的妈妈为书作推荐。字里行间，她们的切身经历和心路历程体现了博大的母爱，正是这种母爱伴随着孩子们成长的脚步。我有幸陪伴着她们和她们的宝宝一路走来，对她们的体验感同身受。我知道，她们是千千万万早产宝宝的妈妈的代表，是世界上最伟大的母亲！她们的诉说会从不同角度告诉新手妈妈：早产，不可怕！我们一起来呵护他！

有人把早产宝宝称作"折翼的天使"，我很不赞同。他们只是早到的小天使，并没有"折翼"。早到，没有错！他们只是想迫不及待地与爸爸妈妈见面啊。早产宝宝的父母不要紧张，有我们和你们在一起呵护小天使，让他们尽快地羽翼丰满起来，去迎接充满希望的每一天！等他们长大的时候，回首往事，我们会说："你好！早到的小天使，你终于展翅高飞了！"

王丹华

2020 年 8 月

· # 目录 ·

第三章 / 早产宝宝的生长　47

第四章 / 早产宝宝的护理　69

第五章 / 早产宝宝的发育促进　89

第六章 / 早产宝宝的疾病预防　113

第一章

认识
我的早产
宝宝

1 什么样的孕妈妈容易早产？

早产发生的原因至今尚不明确，目前公认早产最重要的原因是感染，因为 30% ～ 40% 的早产伴有胎膜早破、绒毛膜羊膜炎，病原微生物可以通过上行感染和血液传播影响胎儿。

我国的流行病学调查结果显示，产前感染、胎膜早破、辅助生殖技术、双胎或多胎、妊娠高血压疾病都是早产的高危因素。此外，有既往早产史的孕妇早产的再发风险是普通孕妇的 2 倍。孕妇年龄小于 17 岁或大于 35 岁、妊娠间隔过短、有子宫颈手术史者、胎儿及羊水量异常等都会使早产的风险增加。因此，我们强调对于育龄夫妇应提倡孕前咨询、孕期保健，避免不良因素，以减少早产的发生。

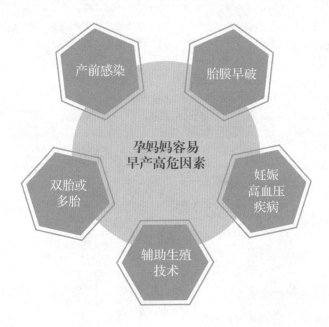

产前感染

胎膜早破

孕妈妈容易
早产高危因素

双胎或
多胎

妊娠
高血压
疾病

辅助生殖
技术

2 多早出生的宝宝称为早产儿？

有的妈妈问，我的宝宝不到预产期就出生了，是早产儿吧？其实这样说不准确。胎龄不满 37 周（≤ 259 天）出生的宝宝我们才称之为早产儿。早产宝宝有两种分类方法：根据宝宝的出生胎龄或宝宝的出生体重分类。

根据宝宝的出生胎龄分类

胎龄	分类
34 ~ 36^{+6} 周	晚期早产儿
32 ~ 33^{+6} 周	中期早产儿
28 ~ 31^{+6} 周	极早产儿
<28 周	超早产儿

根据宝宝的出生体重分类

体重	分类
<2500 克	低出生体重儿
<1500 克	极低出生体重儿
<1000 克	超低出生体重儿

3　早产宝宝与足月宝宝在外观上有哪些差别？

　　早产宝宝与足月宝宝相比，在外观上有所不同。出生越早，差别越明显。

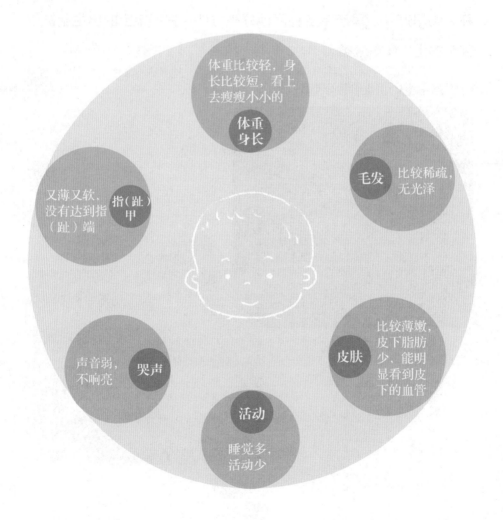

体重比较轻，身长比较短，看上去瘦瘦小小的

体重身长

毛发　比较稀疏，无光泽

又薄又软，没有达到指（趾）端　**指（趾）甲**

皮肤　比较薄嫩，皮下脂肪少、能明显看到皮下的血管

声音弱，不响亮　**哭声**

活动

睡觉多，活动少

4 什么是适于胎龄儿和小于胎龄儿？

不同胎龄的宝宝，他们的出生体重不同，胎龄越小出生体重越低，而且有相应的范围。根据宝宝的出生体重与胎龄相对照，就能找到宝宝出生时所在生长曲线的百分位。大多数宝宝的出生体重处于同性别同胎龄的第 10 ~ 90 百分位，是适于胎龄儿。如果出生体重低于同胎龄的第 10 百分位，则是小于胎龄儿。

举例：一个 28 周出生的男宝宝，对应体重的第 10 百分位是800 克。如果宝宝出生体重大于 800 克，就是适于胎龄儿。如果小于 800 克，则是小于胎龄儿。

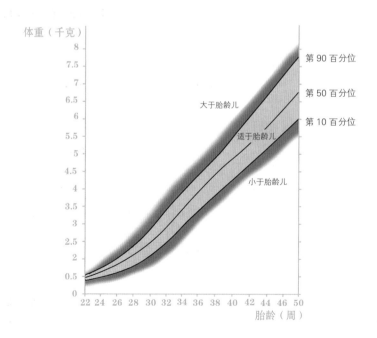

5 小于胎龄儿的早产宝宝生长会受影响吗？

早产宝宝中大多数是适于胎龄儿，少数是小于胎龄儿。由于母亲疾病或妊娠期并发症的影响、胎儿自身原因或是遗传因素，导致胎儿在宫内生长受限，没有达到应有的发育水平，从而出现小于胎龄儿。

适于胎龄儿的宝宝出生以后，会按照他的生长轨迹开始追赶性生长，大多数适于胎龄儿的宝宝能追赶上足月宝宝的生长发育。而小于胎龄儿的早产宝宝在出生后的一段时间里追赶性生长会有些困难，甚至影响到神经系统的发育。虽然大多数小于胎龄儿的早产宝宝最终能够达到足月宝宝的水平，但有少数宝宝一直追赶不上来，尤其是出生时体重小于第 3 百分位的宝宝。所以孕妈妈一定要重视妊娠期的保健，定期进行产前检查，及时发现异常情况并及时处理，避免出现胎儿宫内生长落后的状况。

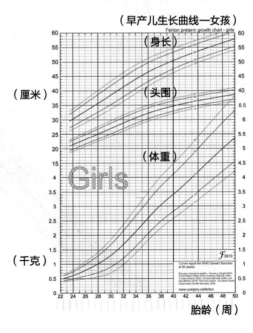

（早产儿生长曲线—女孩）

6　为什么早产宝宝要闯的第一关是呼吸关？

胎儿在子宫里的时候，肺是没有呼吸功能的。宝宝出生后，随着第一声啼哭，空气迅速进入肺内，肺开始工作，宝宝开始呼吸了。因此，从胎儿过渡到新生儿，第一个变化就是宝宝开始用肺进行自主呼吸了。

肺是我们进行气体交换的场所。胎儿在妈妈子宫里的时候，肺泡里没有气体，而是充满了液体。出生后，随着宝宝的啼哭，通过最初的几次呼吸，肺内的液体很快被吸收，并被空气所替代，肺泡壁的毛细血管开始行使气体交换的功能，把空气当中的氧气吸收到血液里，输送到各个组织器官，供给全身的需要。肺功能是否成熟，直接影响到宝宝的呼吸是否顺畅，而呼吸是否正常，又关系到宝宝能否健康地生存下来。

与足月宝宝相比，早产宝宝的呼吸中枢和呼吸器官发育都不成熟，所以对于早产宝宝来说，能否顺利地建立自主呼吸是他们要闯的第一关。有的早产宝宝出生后哭不出来，出现呼吸抑制的情况，这时就需要医生采取一些复苏手段来帮助早产宝宝建立自主呼吸。

7 早产宝宝容易出现呼吸暂停和呼吸窘迫的原因是什么？

宝宝建立了自主呼吸，并不等于说呼吸问题就解决了，因为早产的原因，宝宝的肺部组织和呼吸中枢都发育不成熟，有可能出现呼吸暂停、呼吸窘迫的情况。

我们知道，要想完成呼吸功能，除了靠肺部这个气体交换的场所，还要靠呼吸中枢。呼吸中枢是负责发出呼吸指令的，通过发出神经冲动来调整呼吸的节律和深度，是指挥呼吸的司令部。足月出生的宝宝呼吸中枢已经发育成熟，可以正常地发出指令，并且上传下达，保证宝宝的正常呼吸。而早产宝宝的呼吸中枢发育还不完善，发出的指令有时不能准确和完整地下达，无法调节呼吸的节律，就有可能使宝宝出现呼吸暂停或呼吸不规则的情况。于是家长会发现，宝宝有时候突然就停住不喘气了。

肺组织主要由许许多多的肺泡和肺泡周围的毛细血管组成。在肺泡表面有一层非常重要的物质，叫作肺表面活性物质，它可以增加肺泡的表面张力，保证肺泡伸缩自如。我们吸气的时候，肺泡会张开，呼气的时候，肺泡会缩小。在肺泡一张一缩的过程中，空气中的氧气通过肺泡壁的毛细血管吸收入血液，血液中代谢产生的二氧化碳进入肺泡，通过呼气排出体外，这样就完成了气体交换，保证人体各器官的新陈代谢和正常运作。肺表面活性物质的作用就是维持肺泡一定的张力，维持功能残气量，避免呼气时肺泡完全萎缩，以保证呼吸功能的正常。

但由于肺表面活性物质是在胎儿期 25 周左右在肺泡的上皮细胞内开始合成，到胎龄 34 ～ 35 周以后，合成量才足够多，并能把细胞内的肺表面活性物质输送到肺泡表面去，从而维持其表面张力。宝宝出生得越早，肺表面活性物质就越少，加上肺组织结构也尚未发育完善，即便宝宝生下来经过复苏后能够建立自主呼吸，但是由于肺泡缺乏表面张力，呼气时很容易萎陷，而吸气时又不容易完全张开，导致宝宝的呼吸越来越困难，吸进去的氧气越来越少，宝宝就容易出现呼吸窘迫综合征，严重时会威胁到生命。

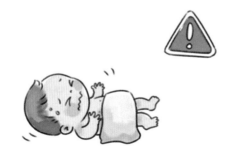
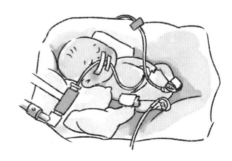

8　为什么早产宝宝容易出现心脏问题？

宝宝在胎儿期和婴儿期，身体内的血液循环模式是不一样的。在子宫内，胎儿的营养与气体交换是通过胎盘和脐血管来完成的，卵圆孔和动脉导管是胎儿血液循环的特殊通路。胎儿出生后，脐带结扎切断，脐血流停止，脐动静脉闭锁，肺脏呼吸建立，肺动脉血流入肺组织，不再经动脉导管到主动脉，致使动脉导管关闭。由于肺静脉血液全部流回左心房，房内压增高，压迫卵圆孔瓣膜与房间隔粘连，卵圆孔闭锁，导致左右心完全分开，一个循环变成两个循环，即体循环和肺循环。宝宝出生后动脉导管和卵圆孔首先形成功能上的关闭，约数月后形成解剖学上的关闭。

但是，很多早产宝宝由于发育不成熟，导致动脉导管和卵圆孔不能及时闭合，容易对心肺功能造成影响，如血压、心率异常，心力衰竭，有的早产宝宝使用呼吸机后迟迟撤不下来。

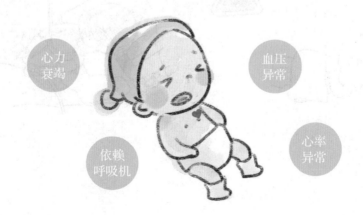

心力衰竭　血压异常　依赖呼吸机　心率异常

9 早产宝宝会遇到哪些消化问题？

由于过早出生，宝宝的胃肠道还没有发育成熟，出生后会出现一系列的消化问题，比如喂养不耐受，表现为吐奶、腹胀、排便不规律等，甚至发生坏死性小肠结肠炎。

胎儿的消化道结构与功能的发育是个逐渐完善的过程，通常 30 周以后胃肠道开始有节律性地蠕动，消化酶的分泌和合成也刚刚开始。那些提早出生的宝宝，胃肠蠕动没有节律，缺乏足够的消化酶，小肠黏膜绒毛尚未发育成熟，因此消化和吸收的能力比较差。由于胃的排空不好，早产宝宝容易出现胃潴留，吃奶后肚子胀，甚至吐奶。排便无规律，有时几天不排便，有时则一天排便几次。最严重的情况是发生坏死性小肠结肠炎，虽说其发生的原因比较多，如感染、缺氧缺血、喂养不当等，但这种情况多见于早产的宝宝，与他们消化系统发育不成熟是有密切关系的。

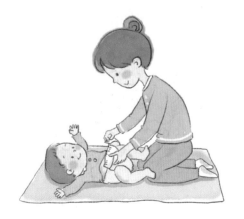

10　为什么早产宝宝的免疫力比足月宝宝低？

我们常说的免疫力是指机体抵御各种疾病的能力，是与人体的免疫系统密切相关的。我们通常把免疫功能分为特异性免疫和非特异性免疫，特异性免疫是指与病原体接触之后产生的有针对性的免疫能力，而非特异性免疫是指机体天然的防护屏障。

虽然免疫系统的发育始于胚胎早期，但直到宝宝出生时，免疫系统仍处于逐渐完善和不断发育的过程，因此，新生宝宝非常脆弱，免疫能力大大低于成年人。

由于早产宝宝的免疫系统更加不成熟，免疫细胞数量少，抗体水平低，皮肤黏膜等天然屏障薄弱，宫内来自母体转运的免疫球蛋白不足等，使他们缺乏抵抗病原体的防护能力，非常容易患上感染性疾病。有些对足月宝宝来说一般不会致病的细菌，对于早产宝宝就可能是致命的。因此，出生后母乳喂养、保护性隔离、预防接种等都是帮助早产宝宝抵御疾病侵袭的关键措施。

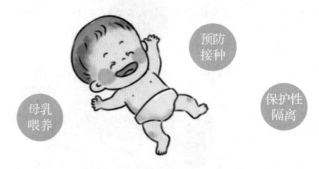

早产宝宝抵御疾病的关键措施

11　为什么早产宝宝容易发生贫血？

早产宝宝很容易发生贫血，主要有以下 3 个原因：

造血原料储备少。我们知道，大多数营养物质是母亲在妊娠期的最后 3 个月传递给胎儿的，其中包括许多造血原料，如铁、叶酸、维生素 E 等，因此足月出生的宝宝体内有一定的营养储备。如果宝宝提前出生，从宫内获得的储备就比较少，尤其缺乏造血原料，所以很容易发生贫血。

红细胞寿命短。红细胞半衰期在足月新生儿体内为 80 ～ 100 天，在晚期早产宝宝体内为 60 ～ 80 天，在极早产宝宝体内甚至只有 35 ～ 40 天。而且早产宝宝体内的促红细胞生成素的水平和活性都很低，造血能力较差，因而容易发生贫血。

出生后消耗多。早产宝宝原本底子就薄，造血机能不完善，出生后生长发育速度又较快，需要的营养物质比足月宝宝更多，但是他们比足月宝宝更容易发生各种并发症，生病又会消耗体内的营养物质，加上红细胞的破坏增加，频繁抽血检查等，从而导致早产宝宝很容易出现贫血。

贫血对宝宝的身体危害较大，短期会出现贫血的症状，比如呼吸不规则、心率变快、面色不好、免疫力下降等。长时间贫血则会影响到宝宝的体格生长和智力发育。

12 早产会影响宝宝的大脑发育吗？

人体神经系统的发育是一个漫长的过程，从胚胎期一直延续至出生后若干年，其中从胎儿期后 3 个月至出生后前两年是宝宝脑发育最关键的时期。宝宝提早出生，他所处的外在环境与妈妈子宫里完全不同，因此早产宝宝的脑发育与宫内自然生长过程不同，加上相比足月宝宝更易发生的各种并发症，早产宝宝身体的各器官都非常脆弱，比足月宝宝更容易发生各类脑损伤。如由于脑组织和脑血管发育不成熟常导致的颅内出血、脑室周围白质软化等，若损伤程度比较严重，会导致将来脑瘫、视听障碍和智力低下的风险大大增加，这也是家长最为担忧的问题之一。

我们知道，早产宝宝神经系统的发育成熟度与胎龄密切相关，宝宝出生越早，脑损伤的风险越大。但是否会出现神经系统后遗症，除了胎龄之外，还受其他许多因素的影响，因此家长要重视孕期保健，营造良好的宫内环境，宝宝出生后积极防治各种并发症，给予发育支持性护理，帮助早产宝宝顺利过渡，健康成长。我们所熟知的伟大科学家牛顿和爱因斯坦都是早产宝宝，可见脑发育的可塑性是可以抵御脑损伤风险的。

13　什么是早产宝宝的校正年龄？如何计算？

　　足月宝宝只有一种年龄，就是实际出生的年龄，而早产宝宝有两种年龄，一种是实际出生年龄，从宝宝出生的时候算起；一种是校正年龄，是从预产期开始来计算的年龄。为了更科学、客观地了解早产宝宝的生长发育水平，医生通常会用校正年龄来进行评估。

　　校正年龄的计算公式为：

> 校正年龄 = 实际月龄 − 早产周数 / 4
>
> 其中早产周数 = 40 周 − 出生时胎龄

　　我们用一个出生胎龄为 28 周，已经出生 4 个月的宝宝来举例，计算他的校正年龄：

> 宝宝的早产周数：40 − 28 = 12
>
> 宝宝的校正年龄：4 − 12 / 4 = 1

> 4　▶　实际月龄
>
> 12　▶　早产周数

　　从上面的计算结果可以看出，宝宝虽然已经出生 4 个月了，但他的校正年龄只有 1 个月，他的生长发育应该与足月出生 1 个月的宝宝来比较，而不是以足月出生 4 个月宝宝的生长发育水平来评估。

14 为什么要使用校正年龄？

早产宝宝用校正年龄来评估生长发育，是对宝宝客观的评价，给他们一个追赶的空间。如果按实际年龄来看，早产宝宝在出生后早期阶段经常是处于落后状态，总比不上足月宝宝的生长和发育水平，很多家长也因此而焦虑。而实际上，早产宝宝的体格生长、运动和智力发育，以及各方面的成熟都是需要时间的，有一个追赶的过程，需要我们客观地去面对。

正常情况下，大多数的早产宝宝在一两年之内就能追上足月宝宝的生长，小胎龄的宝宝在宫内发育更不成熟，出生后并发症较多，更容易出现营养不良和生长迟缓，他们可能追赶得慢一点，需要更长的时间，这是由婴儿自身生长发育的规律所决定的。作为早产宝宝的家长，我们应该有足够的耐心去陪伴他们成长。

早产宝宝使用校正年龄到多久？一般来说，大于 28 周出生的宝宝校正到 2 岁，小于 28 周出生的宝宝需要校正到 3 岁。因为到那时，在早产宝宝和足月宝宝之间，几个月的差异就不那么有意义了。比如，把 6 个月和 9 个月的宝宝放在一起，我们很容易看出他们的不同之处，但我们很难区分 26 个月和 29 个月大的宝宝在外表和行为上有什么明显不同。也就是说，到 2 ~ 3 岁之后，早产宝宝和足月宝宝的差距就变得不那么明显了，早产宝宝赶上来了。

15 "七活八不活"的民间说法是否有道理?

民间有"七活八不活"的说法,意思是说,怀孕 7 个月生下来的宝宝能够存活下来,而怀孕 8 个月生下来的宝宝反而活不了,这种说法是不对的。

足月出生的宝宝身体的各个器官都基本发育成熟,具备了自己独立生存的能力,出生后容易抚养。而早产宝宝还没有发育成熟,出生后生活能力低下,容易出现各种并发症。出现问题的多少和严重程度,都与宝宝的胎龄密切相关。一般来说,胎龄越小,各器官和系统发育越不成熟,出生后容易出现的问题就越多、越严重。虽然早产宝宝迫不及待地来到世上常常是出于无奈,但宝宝在妈妈温暖的子宫里多待一天,就多成熟一分,存活的概率就高一分,所以"七活八不活"的说法是不科学的。

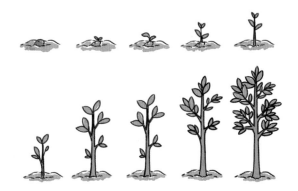

宝宝成长就像小树苗一样,要慢慢成长,不能错过任何一个环节

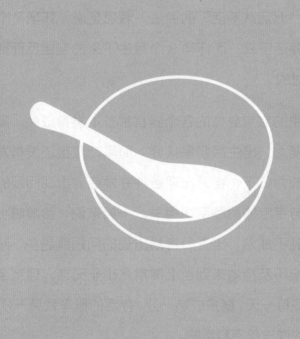

第二章

早产宝宝的喂养

16　早产宝宝出生多久开始喂奶？

我们提倡早开奶。虽然有的早产宝宝小，需要住院治疗，不在妈妈身边，但只要没有禁忌证，在宝宝出生后 48 小时之内都应该开始喂奶了。

我们建议早开奶，是因为妈妈的初乳里有较高的免疫活性成分，如我们熟知的免疫球蛋白、有活性的细胞、益生元和益生菌等都可以通过乳汁传递给宝宝，帮助宝宝尽早建立起健康的微生态环境，提高免疫力。所以我们常说初乳是妈妈给孩子最珍贵的礼物，是宝宝出生后接种的第一支疫苗。

如果宝宝特别小，比如胎龄二十几周出生的宝宝，还不能直接吸吮母乳，这时医护人员会尽快用妈妈的初乳给宝宝做口腔护理，一方面是因为口腔黏膜可以吸收母乳当中的生物活性成分，另一方面也能让宝宝尽早体验和熟悉妈妈乳汁的味道。

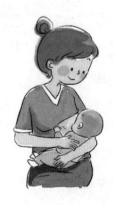

17　早产宝宝吃奶与足月宝宝有什么不同？

相比于足月宝宝，早产宝宝的胃容量较小，消化吸收能力比较弱，所以每次不能喂太多，宜少量多次地喂奶，每天喂的频率要比足月宝宝高一些。每次的奶量和喂奶的频率要根据宝宝的胎龄、体重及他的耐受程度来决定。多数早产宝宝一天喂 8 次，个别较小胎龄或喂养不耐受的宝宝一天需要喂 12 次。

宝宝能够自己吃奶，需要吸吮、吞咽和呼吸三者之间的协调，而胎龄 32 周之前出生的宝宝，这三者还不能够完全协调配合，不会自己直接吃奶或吃奶容易呛，这种情况下需要管饲喂养，就是通过从口腔插入一根胃管，把乳汁一点点输送到宝宝的胃里。等到宝宝慢慢长大成熟，各方面能够协调得很好了，说明他已经具备了吃奶的能力，这时候才可以由管饲慢慢过渡到经口喂养。

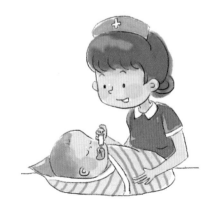

　　早产宝宝吃奶很容易累，常吃吃停停，休息一会儿再吃，这是很正常的现象。有的宝宝脾气急，吃奶很快，又会憋得喘不过气来。这时要让宝宝休息一会儿，喘几口气后再接着吃。在给早产宝宝喂奶时一定要非常细致和耐心，要把宝宝抱起来喂奶，尽量避免呛奶和吐奶。在每次喂奶后把宝宝竖抱起来，让他趴在妈妈的胸前给他拍拍背。这样做是为了帮助宝宝把吃奶时同时吃进去的气体排出来，以免吐奶。

　　在3个月以前，许多宝宝会溢奶，就是在吃奶后顺着嘴边流出一些乳汁，尤其在宝宝使劲儿或活动以后，这是正常现象，长大些就慢慢好了。

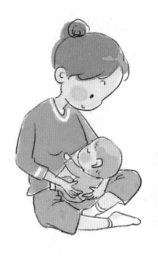
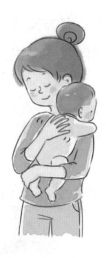

18 为什么早产宝宝容易吐奶或呛奶？

与足月宝宝相比，早产宝宝更容易吐奶，这与早产宝宝特有的生理结构关系密切。早产宝宝胃的容量小，而且呈水平位，胃与食管相连接部位的贲门括约肌较松弛，食管平滑肌的蠕动规律差。当宝宝吃奶太急、吃奶后体位变化或哭闹时，就容易吐奶。

另外，早产宝宝的消化系统和神经系统发育都不成熟，有时吸吮、吞咽与呼吸动作还不能完全协调，神经反射也不完善，一口奶没吃好就会使奶液流入气管，发生呛奶。

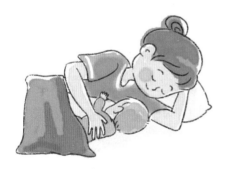
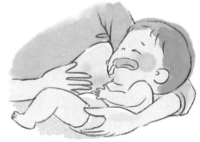

19　如何预防早产宝宝吐奶或呛奶？

喂奶不要太急。早产宝宝的吸吮与吞咽动作不够协调，如果奶流的速度过快，或一口气吸吮的时间过长，都有可能发生呛奶。如果是母乳喂养，有的妈妈的乳汁流速开始比较急，可用手指呈剪刀状压在乳晕上，以减缓乳汁流速。如果是奶瓶喂养，要选择奶嘴孔大小适中的奶嘴。如果宝宝平时容易呛奶，喂奶不要着急，每喂几分钟让宝宝休息一会儿，然后再接着喂。

喂奶姿势要正确。对于爱吐奶的宝宝，不要平躺着喂奶。母乳喂养时，将宝宝 30 ~ 45 度斜抱在怀里。用奶瓶喂奶时，奶瓶向上倾斜 45 度。如果宝宝的吸吮力较差，可使用早产宝宝专用的奶瓶和奶嘴，预防吐奶和呛奶。

喂完奶要拍嗝。每次喂奶后要把宝宝竖着抱起来，让他趴在妈妈的胸前或靠在妈妈的肩上，自下而上轻轻拍打宝宝的后背，帮助宝宝排出胃里的空气，也就是拍嗝。拍完嗝后要抱一会儿再让他躺下。

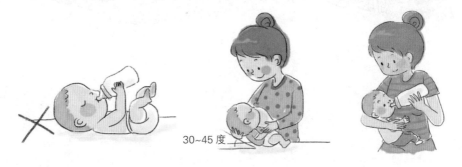

30~45 度

20 早产宝宝呛奶时怎么办？

发现呛奶后，要快速让宝宝侧卧，头偏向一边，或俯卧在大人的腿上，头面部朝下，用手掌快速拍打宝宝的背部，帮助他排出奶液，以防窒息。

如果宝宝呛奶后有面色青紫、剧烈咳嗽、精神萎靡等表现，要一边重复上述动作，一边马上带宝宝看急诊，让专业人员对宝宝进一步紧急救治。

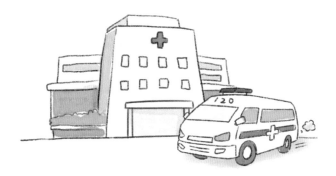

21　早产宝宝吃什么奶最好？

母乳一定是早产宝宝的最佳选择，是妈妈给宝宝最珍贵的礼物。

首先，从乳汁的营养成分来说，早产母乳中蛋白质的含量高，通常足月妈妈乳汁里的蛋白质含量大约为每 100 毫升 1.5 克，而每 100 毫升早产妈妈乳汁里的蛋白质能达到 2 克，甚至 2 克以上，以利于宝宝快速生长，而且早产妈妈乳汁里的乳清蛋白比例更高，有增强免疫力的作用，并易于消化。

其次，在泌乳早期，早产妈妈乳汁里的脂肪、乳糖含量比足月妈妈乳汁里的含量要低。因为早产宝宝的消化吸收功能弱，乳糖多了容易胀气，脂肪多了不好消化。而随着宝宝慢慢长大，妈妈乳汁里这些成分的含量就会慢慢增加。可见，妈妈的乳汁是会随着宝宝生长的需要而自行调节的。另外，母乳中的矿物质如钙和磷更容易吸收，有利于早产宝宝骨骼的发育。

母乳喂养的好处不仅在于能为宝宝提供足够的营养，我们更看重的是母乳中的生物活性成分。某些激素、肽类、糖蛋白等，对早产宝宝胃肠道的成熟能起到至关重要的作用。高水平的抗感染成分，如抗微生物因子（分泌型 IgA、乳铁蛋白、溶菌酶、低聚糖等），抗炎症因子（抗氧化物、表皮生长因子、细胞保护因子等）及白细胞等，都能帮助宝宝增强免疫力。更神奇的是，母乳中的成分与妈妈的孕周有直接关系，宝宝出生越早，妈妈乳汁里的免疫活性成分就越多。早产母乳比足月母乳含有更多的长链多不饱和脂肪酸（如DHA）和牛磺酸，能促进宝宝神经系统的发育。此外，早产母乳中有一些参与代谢调节的激素，能够促进宝宝的适宜生长。可以看出，早产妈妈的乳汁是为自己的宝宝所定制的，是早产宝宝生命的源泉。

直接哺乳能增进母子的情感交流，有利于宝宝安全依恋的建立和良好心理行为的发展。目前大量证据表明，母乳喂养时间越长，宝宝将来发生成年慢性疾病（肥胖、高血压、糖尿病、心脑血管等疾病）的风险越低。

以上这些方面的益处均可正面影响早产宝宝的健康和远期预后，是任何配方奶都不可能替代的。

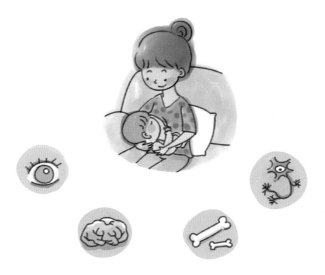

22　妈妈母乳不足怎么办？

常听人们说母乳不足要多喝汤，如鸡汤、鱼汤、肉汤，还有请催乳师帮助妈妈通乳下奶等，这些招数管用吗？其实，妈妈乳汁的产生与分娩前后体内激素水平的变化有关，泌乳是妈妈分娩后的正常生理现象，而宝宝对乳房频繁地吸吮则是对妈妈泌乳最好的帮助。吸吮能刺激母体内泌乳素的产生，并维持在较高的水平，所以我们常说宝宝才是真正的催乳师。有些妈妈产后下奶晚、乳汁不足，绝大多数是因为没有让宝宝及时、频繁、有效地吸吮。

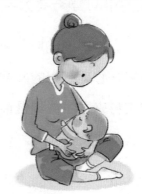

很多胎龄和体重比较大的早产宝宝不需要住院治疗，这样母婴同室最好了，出生后宝宝能尽快与妈妈进行皮肤接触，尽早吸吮，尽早开奶。每天按需哺乳，两侧乳房交替，最初可能需要一天喂十几次奶，不需要限制宝宝吃奶的次数和吸吮时间。夜间哺乳很重要，因为夜间是泌乳素分泌的高峰时段，这时有宝宝频繁地吸吮，就会帮助妈妈维持泌乳素的水平。如果经常夜间不喂，妈妈的奶量就越来越少了。起初早产宝宝的吸吮力较弱，吃奶时往往不能把乳房吸空，需要用吸奶器将剩余的乳汁吸出来，这样才会使妈妈的奶量越来越多。而且妈妈要尽可能多地与宝宝在一起，进行皮肤接触，即袋鼠式护理。

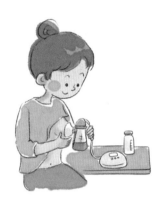

如果宝宝住院与妈妈分开了，妈妈要尽早用吸奶器吸奶，产后1小时内开始最好。每天吸奶8～10次，包括夜间，每次15分钟以上，每侧乳房要尽量排空。这样坚持下去，妈妈的乳汁就会多起来。所以，无论宝宝是否在身边，母乳喂养的妈妈是很辛苦的，但所有付出都是有回报的，是值得的。早产宝宝所有的家庭成员都应当关心、支持和帮助妈妈，一起承担起养育宝宝的责任。

有的妈妈实际上奶水充足，但自己总认为宝宝没吃饱，如何判断呢？关键看宝宝的体重和尿量，体重增长达到最初每天30克以上，每天尿6次以上就说明母乳吃够了。当然，还需要定期监测早产宝宝的生长情况，根据生长曲线来判断宝宝的生长是否正常。

23 出院的早产宝宝不爱吸吮母乳怎么办？

早产宝宝住院期间通常是用奶瓶喂养的，出院以后，妈妈应尽可能直接哺乳，让宝宝直接吸吮妈妈的乳房。但是，从奶瓶喂养到直接哺乳，宝宝需要一个适应的过程。

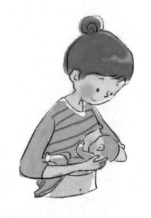

由于宝宝吸吮奶瓶比较省力，而吸吮妈妈的乳房比较费劲，所以刚开始直接哺乳时，宝宝可能会偷懒，甚至拒绝。妈妈要注意观察，如果宝宝有了饥饿的信号，要先让他吸吮乳房，因为饿的时候吸吮是最卖力气的。等吸了一段时间，宝宝没有劲了，吸不动了，这时妈妈再把乳汁用吸奶器吸出来，用奶瓶喂给宝宝。只要这样慢慢坚持一段时间，宝宝的吸吮力会变得越来越强，吃妈妈奶的时间也越来越长，慢慢逐渐过渡到全部直接哺乳，就不再需要用奶瓶喂了。

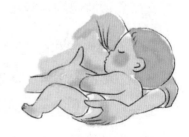

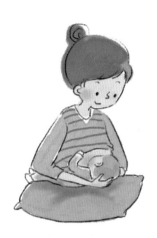

　　需要提醒妈妈的是，母乳喂养的好处不仅体现在母乳的成分，还贯穿在整个喂养行为当中。直接哺乳是人类自然衍生的育儿行为，妈妈和宝宝都非常享受这样的过程，直接哺乳还能促进早产宝宝的神经、心理发育。有的妈妈担心宝宝吃不饱，总是用奶瓶喂母乳，实际上母乳喂养的好处就损失了一半。所以，从奶瓶喂养转换为直接哺乳的过程是妈妈和宝宝相互磨合的过程，双方都需要不断学习和体验，如妈妈学会正确的哺乳姿势，宝宝学会正确地含接。只要坚持下去，都能实现直接哺乳，达到成功的母乳喂养。

24　为什么要给住院的早产宝宝送母乳？

有相当一部分早产宝宝出生后，需要住院一段时间才能回家。在宝宝住院期间，医生、护士常常让家长送母乳到医院。有人说为什么要送母乳，多麻烦啊！医院里不是有早产儿配方奶给宝宝吃吗？其实对于早产宝宝来说，住院期间吃母乳更好，更有利于疾病的恢复，能够早日出院。

有利于消化吸收。 我们常常看到吃母乳的宝宝耐受性比较好，每天增加奶量比较容易，很快就能达到足量喂养。而吃配方奶的宝宝容易出现胃潴留、吐奶、腹胀等喂养不耐受的情况。吃奶量加不上去，依靠静脉营养的时间就会比较长，从而增加并发症发生的风险，延长住院时间。

减少坏死性小肠结肠炎的风险。 坏死性小肠结肠炎是一种早产宝宝的严重并发症，越小的宝宝发生的风险越大。早产妈妈乳汁中许多特有的成分能够保护宝宝，促进胃肠功能的发育成熟，帮助宝宝建立正常的肠道菌群，抵御病原微生物的侵袭，大大降低坏死性小肠结肠炎的发病率。有研究表明，配方奶喂养的早产宝宝患坏死性小肠结肠炎的风险要比母乳喂养的早产宝宝增加 6 倍之多。

减少院内感染的风险。 由于早产宝宝免疫力低下，他们在住院期间很容易受到各种病原菌尤其是耐药致病菌的感染，导致宝宝发生败血症，甚至脑膜炎，是造成早产宝宝死亡的重要原因。母乳中高水平的生物活性成分不仅给早产宝宝提供被动的免疫保护，而且还可以刺激宝宝自身免疫机能的提升，有主动免疫的作用，从而减少院内感染的发生。正如中医所说"正气存内，邪不可干"，妈妈的乳汁能够帮助宝宝"树立正气，防病祛邪"。

此外，早产宝宝容易发生的并发症还有支气管肺发育不良、早产儿视网膜病等，这些都可以通过母乳喂养降低疾病发生的风险，而且具有剂量和效应的关系。也就是说，宝宝吃到的母乳越多，收益越大，存活率越高。

既然妈妈的乳汁有这么神奇的好处，我们就应该克服各种困难，每天把妈妈充满爱的乳汁送到医院，助力宝宝健康成长，让他们早日回到父母的身边。

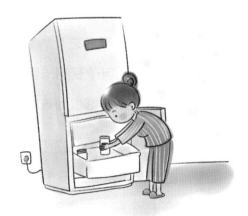

将妈妈的乳汁放在冰箱里保存

25 为什么有的早产宝宝需要母乳强化剂?

对于胎龄小、出生体重低的早产宝宝来说,在宫内的营养储备不足,而出生后的快速生长又需要更多的能量和营养素。早产妈妈乳汁中的蛋白质虽然比足月母乳高(≥ 2 克 /100 毫升),但在分娩两周之后,母乳中蛋白质的含量就会逐渐下降(≤ 1.5 克 /100 毫升),无法满足宝宝的需求。如果只是纯母乳喂养,宝宝的生长速度较慢,加上母乳中的维生素和矿物质不足,早产宝宝有发生骨骼发育不良和代谢性骨病的危险。

母乳强化剂是根据早产宝宝的生理需求而设计,含有一定量的蛋白质、矿物质和维生素。家长要在医生指导下,按照说明的冲配比例,再加入吸出的母乳中喂给宝宝吃(千万不能直接冲水喝或加在配方奶里)。注意每次现配现吃,不要放置太久,以免增加乳液的渗透压,引起宝宝不适。在早产宝宝住院期间,当他们耐受 50 ~ 80 毫升 / 千克 / 天的纯母乳喂养之后,就可以添加母乳强化剂了。一般按标准配制的强化母乳可使其热卡密度达到 80 ~ 85 千卡 /100 毫升,而非强化母乳的热卡密度仅为 67 千卡 /100 毫升左右。

那么,哪些早产宝宝需要母乳强化呢?目前的推荐是:出生体重小于 1800 克的宝宝;虽然出生体重大于 1800 克,但生长迟缓、奶量摄入不足的宝宝。由于每个早产宝宝的情况不同,一定要在医生的评估和指导下应用。

26 什么时候可以停用母乳强化剂?

大多数小胎龄、低出生体重的早产宝宝都是在住院期间强化母乳喂养的,有些宝宝出院后还需要使用一段时间,每天使用多少、什么时候停用,都要在医生的指导下进行。出生胎龄越小、生长不满意的宝宝,可能需要强化母乳的时间越长。

一般来说,当宝宝的体格生长指标(即体重、身长、头围)都达到了校正月龄的第 25 ~ 50 百分位的时候,就可以逐渐停止母乳强化了。这时要在医生的指导下逐渐减量,同时密切监测宝宝体重增长情况,来调整减量的方案。在逐渐减少母乳强化剂的同时,要增加直接哺乳的次数,保证足够的营养摄入。

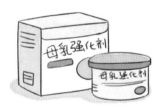

27　什么是早产儿配方奶？

如果妈妈母乳不足或者由于某些疾病不能母乳喂养时，要在医生的指导下选择早产儿配方奶作为母乳的替代。

早产儿配方奶有两种，即早产儿院内配方奶和早产儿过渡配方奶。

早产儿院内配方奶一般在宝宝住院期间使用，这种配方奶的能量密度达到 80 千卡 /100 毫升，配方奶中的蛋白质、矿物质、维生素、微量元素等都根据早产宝宝的生理需要进行了强化，可以满足早产宝宝在出生后早期的生长需求，适合胎龄小于 34 周、出生体重不足 1800 克的早产宝宝。

早产儿过渡配方奶一般用于出生体重 1800 克以上或小胎龄早产宝宝在出院后过渡期使用，其提供的能量和营养成分介于早产儿配方奶和婴儿配方奶之间，热卡密度 73 千卡 /100 毫升。临床证明在出院后使用这种过渡配方奶的早产宝宝比用普通婴儿配方奶的早产宝宝更快达到追赶性生长，骨骼发育也更加强壮。

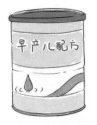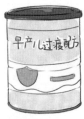

28　早产宝宝出院后强化喂养需要多久?

早产宝宝出院后强化营养是指以母乳加母乳强化剂、早产儿配方奶和早产儿过渡配方奶进行喂养的方法。强化喂养能保证早产宝宝良好的生长和神经系统发育,但过度喂养反而会引起将来的肥胖及代谢综合征。早产宝宝出院后的营养管理策略应个体化,并在有经验的医生指导下进行,其中强化营养是重要的部分。

首先,什么样的早产宝宝出院后需要强化喂养呢?早产宝宝出院前医生会根据胎龄、出生体重、喂养状况、生长情况及并发症等各方面来进行营养风险的评估,并给予出院后喂养的初步建议。需要强化喂养的常常是出生体重小于 1800 克的宝宝,还有宫内外生长迟缓、喂养量不够、生长不满意、有较多并发症的早产宝宝。出院后根据宝宝的具体情况和妈妈的母乳量,在医生指导下选择母乳加半量母乳强化剂,母乳加早产儿配方奶或母乳加早产儿过渡配方奶等方式喂养。如果是混合喂养,宝宝每次吃奶时应首先直接哺乳,吸空两侧乳房后再添加配方奶,这样可以促进妈妈的乳汁越来越多。

其次,早产宝宝强化喂养需要多长时间?由于早产宝宝的个体差异较大,一定要在医生的指导下,根据出院后定期随访中的体格生长和营养状况进行判断,体重、身长和头围最好达到校正同月龄的第 25 ~ 50 百分位再逐渐停止强化营养,也就是可以纯母乳喂养或使用婴儿配方奶了。多数早产宝宝可能需要 3 ～ 6 个月的时间，大胎龄的宝宝需要强化喂养的时间短，小胎龄的宝宝需要强化喂养的时间长。

在转换过渡阶段，如果强化母乳喂养，可逐渐减少母乳强化剂用量，更多地直接哺乳；如由早产儿过渡配方奶转为婴儿配方奶时，应采取循序渐进的方式。比如每天喂 8 次奶，先加 1 次新配方，其余 7 次老配方。观察 2 ～ 3 天，宝宝能适应再增加为 2 次新配方，其余 6 次老配方……直至完全更换为新配方。在转换过程中，有的宝宝会出现不习惯口味或不耐受等情况，但慢慢总会适应，不要着急。这个转换过程根据宝宝的具体情况大约需要半个月至一个月的时间。

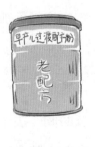
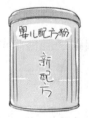

29　早产宝宝睡觉的时间过长要不要叫醒喂奶？

　　足月出生的宝宝有规律的睡眠——觉醒周期，而早产宝宝不同，他们每天睡眠的时间相对比较长，这也是神经系统发育逐渐成熟的过程。但如果宝宝睡的时间太长，要叫醒他喂奶，因为吃奶与睡眠一样都很重要，充足的奶量摄入对早产宝宝早期的生长是必需的。

　　通常在校正 2 个月龄之前，最长的喂奶间隔时间不要超过 3 个小时。尤其是母乳喂养的宝宝，一定要勤吸吮妈妈的乳房，而吸吮母乳对于早产宝宝来说又是一件比较费力的事，有时候吃着奶就睡着了。这时候可以揪揪他的小耳垂，弹弹他的足底心，让他清醒一下，尽量一顿吃饱了。如果宝宝实在不醒，那就只能下一顿早点儿喂他了。

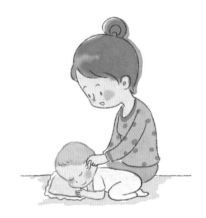

30 早产宝宝如何补充铁剂？

前面我们已经了解到，早产宝宝容易发生贫血，而贫血不仅影响到宝宝的追赶生长，而且还会影响到宝宝的智力水平和认知功能。铁元素是参与造血的主要原料，所以早产宝宝需要常规补充铁剂。目前国内外的推荐都是，从出生后两周开始给早产宝宝补充铁剂，直到校正年龄1岁。

宝宝补充铁剂的量是按体重来计算的，常规是每天每千克体重补充2毫克铁元素，极超低出生体重儿则要根据宝宝的具体情况，在医生的指导下每天每千克体重补充3～4毫克铁元素。需要注意的是，不同的铁制剂所含的铁元素也不一样，家长要看清楚药物标签上面标明的铁含量，如1毫升内含多少元素铁，再根据宝宝的体重计算出需要服用铁元素的量，相当于铁制剂多少毫升。

并不是每一个宝宝都要补充铁剂到1岁，在添加辅食以后，如果能做到食物多样化，且食物中的铁含量能够满足需要，比如吃强化铁的营养米粉，每天吃肉类、肝泥或蛋黄等达到30～50克，而且宝宝的血红蛋白正常，这时就不需要额外补充铁剂了。

31　早产宝宝需要补充维生素 A 吗？

维生素 A 对早产宝宝能够起到一些特殊的保护作用，如调节免疫功能、促进视觉发育、减少支气管肺发育不良等，早产宝宝对维生素 A 的生理需求比足月宝宝要高好几倍。

我国先后几次大规模营养调查的结果都发现，0 ~ 6 岁儿童维生素 A 缺乏及摄入不足的发生率在 30% ~ 50% 不等，尤其是 6 个月以内的婴儿甚至达到 80%。而且我国也做过中国母亲乳汁的营养成分调查，发现母乳中维生素 A 的水平也低于西方国家的平均水平。

早产宝宝维生素 A 缺乏更为普遍，一是因为过早出生，在宫内储备的维生素 A 比足月宝宝少，而且由于妈妈乳汁中的维生素 A 水平也很低，宝宝要想从母乳里获得足够的维生素 A 不太可能，因此必须额外补充。

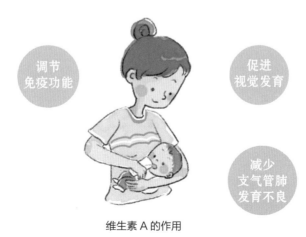

调节
免疫功能

促进
视觉发育

减少
支气管肺
发育不良

维生素 A 的作用

32　早产宝宝何时开始补充维生素 D？

早产和低出生体重的宝宝由于宫内储备不足和自身合成能力有限，是维生素 D 缺乏的高危人群，所以要及时补充足够量的维生素 D。

目前国内外的推荐是，从宝宝出生后数日开始补充维生素 D，而不是以前所说的出生后两周。通常足月宝宝随妈妈产后出院回家就可以开始补充了。早产宝宝在医院住的时间比较长，不能等到回家再补充。我们的习惯做法是，只要宝宝一顿能吃 10 毫升以上的奶，就可以开始补充维生素 D 了。

与足月宝宝不一样的是，早产宝宝在出生后的前 3 个月需要补充维生素 D 的量比较大，每天 800 ～ 1000 个国际单位。3 个月以后，每天补充 400 ～ 500 个国际单位，一直到 2 岁，无论是吃母乳还是婴儿配方奶，都要如此补充。但需要注意的是，前 3 个月需要的 800 ～ 1000 个国际单位的维生素 D，要把母乳强化剂、早产儿配方奶里包含的维生素 D 计算在内。

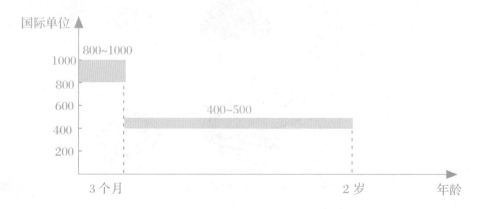

33　早产宝宝需要额外补充 DHA 吗?

DHA 的化学名为二十二碳六烯酸,是一种长链多不饱和脂肪酸,属于人体所必需的脂肪酸之一。它作为人体神经细胞合成所必需的一种营养成分,对宝宝的大脑和视觉发育很重要。 我们知道,胎儿的营养储备主要发生在孕后期,脂肪及脂肪酸的储备也是一样。

足月出生的宝宝"库存"充足,但早产宝宝提前出生,还没来得及积累足够的营养物质,而且在体内转化 DHA 的酶不成熟,常常会导致 DHA 缺乏。值得庆幸的是,早产妈妈的乳汁中 DHA 的含量要比足月妈妈的高,只要早产妈妈保证多样化的饮食,常吃深海鱼类,对宝宝是有好处的。而且现在的早产儿配方奶中也强化了 DHA,如果宝宝出生胎龄比较小,吃奶量还比较少,可以在医生的指导下额外补充一些 DHA,一般补充到校正胎龄 40 周就可以了。

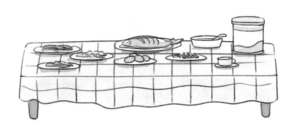

34   早产宝宝什么时候添加辅食？

出生胎龄不同的早产宝宝，引入辅食的时间有所不同，应根据宝宝吃奶和发育的情况而定。一般不宜早于校正月龄 4 个月，不迟于校正月龄 6 个月。加辅食过早会影响奶量，或导致宝宝消化不良，添加过晚则错过了宝宝味觉的敏感期，影响宝宝对各种食物的接受程度，造成宝宝多种营养素的摄入不足和进食困难，从而影响到宝宝的生长。

那么，在这个时间段内，什么时机添加呢？这要看宝宝是否具备吃辅食的能力，以及是否有意愿了，我们可从以下几个方面来判断：

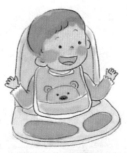

- 抱着宝宝时能坐得比较稳了
- 有想吃饭的欲望，看见大人吃饭流口水
- 把食物送到嘴边时会张开嘴

35　如何给早产宝宝添加辅食？

早产宝宝添加辅食和足月宝宝一样，遵循从少到多、从稀到稠、从细到粗循序渐进的原则。

最初给宝宝添加的辅食，建议选择强化铁的婴儿营养米粉。米粉比较容易消化吸收，而且强化了钙、铁、锌等多种营养素，可以补充宝宝生长的营养。刚开始添加时，量不用多，给宝宝吃三四口就可以了。食物要一种一种地加，不要同时添加两样。尝试一种新的食物要观察 3 天，如果宝宝没有异常反应，无呕吐，排便正常，身上没有红疹，则可以添加第二种新食物。添加米粉之后，可以给宝宝尝试蔬菜泥和水果泥，接下来尝试肉泥、肝泥，之后再尝试蛋黄、鱼虾等。

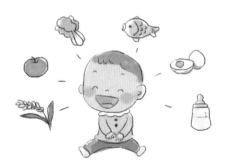

需要提醒家长的是，在开始给宝宝添加辅食的时候，不要减少奶量，否则会导致宝宝营养摄入不足，影响生长。随着宝宝月龄的增长，吃饭的量也会逐渐增多，吃辅食的次数从一两次到三次，这时奶量自然就减少了。

第三章

早产宝宝的生长

36　如何给早产宝宝测量体重、身长和头围？

　　测量体重的方法。最好用婴儿电子秤给宝宝测量体重，每次测量用同一个体重秤，在宝宝安静的状态下测量。称重时，仅穿一件单衣，或者称重后除去衣服和纸尿裤的重量。

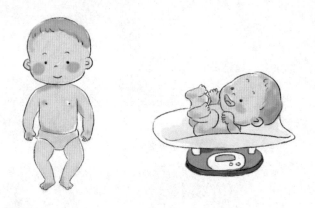

　　测量身长的方法。宝宝爱动，加上刚出生不久的宝宝下肢喜欢弯曲，所以测量起来比较困难。在医院测量时有婴儿量床，是最准确的。在家测量时，可将宝宝的头扶正，两腿伸直，在宝宝的头顶和脚底下各垂直立一块硬纸板或一本书，再用软尺量二者之间的距离。

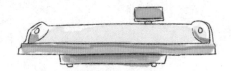

测量头围的方法。要用软尺测量宝宝的头围，前面绕过宝宝的眉毛上方，直到后脑勺最突出的地方，绕一圈得出的长度就是宝宝的头围。

宝宝越小，需要生长测量的频率越高。校正月龄1个月内的宝宝，最好每周测量1次体重；校正月龄6个月以内，每个月测量1次；校正月龄7～12个月，至少2个月测量1次；校正年龄1岁以后，可以2～3个月测量1次。

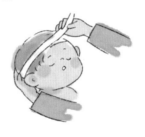

测量周期表

校正月龄	测量体重次数
1个月内	每周1次
6个月内	每月1次
7~12个月	至少2月1次
1岁以后	2~3个月1次

37　如何应用生长曲线监测早产宝宝的生长？

生长曲线可以动态地观察宝宝的生长情况，是最好的生长监测工具。在评估早产宝宝的生长时，如何选择生长曲线呢？

在胎龄 40 周之前，国际上通用 2013 年修订的 Fenton 早产宝宝生长曲线，涵盖自 22 ～ 50 周胎龄早产宝宝的体重、身长和头围。

曲线的横坐标代表胎龄，以周为单位。曲线的纵坐标分为 3 个部分，最上面是身长，以厘米为单位。中间部分是头围，以厘米为单位。最下面是体重，以千克为单位。

图中有 5 条参考百分位曲线，其中 90%、50%、10% 这三条曲线分别是第 90、第 50、第 10 百分位。50% 相当于平均水平，10% ～ 90% 之间是正常范围。当宝宝出生时，我们会用这个生长曲线图评估宝宝在妈妈宫内生长发育的情况是否正常。在宝宝住院期间，每周也会用这个生长曲线图监测宝宝的生长。出院时和胎龄 40 周之前的随访时，我们还用这个生长曲线图来评估宝宝与出生时相比，是按照预定的生长轨迹发育，还是有所偏离。

当宝宝的胎龄超过 40 周后，建议选择 2006 年世界卫生组织儿童生长标准或 2015 年中国儿童生长曲线，以宝宝的校正月龄与同性别、同月龄正常儿童的生长曲线进行比较。

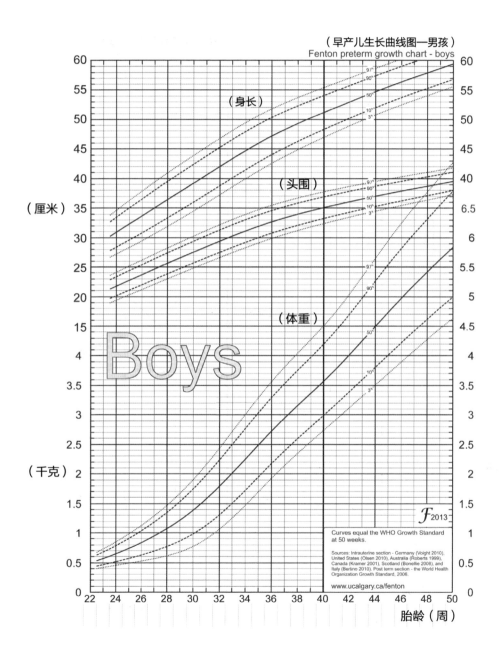

（早产儿生长曲线图—男孩）
Fenton preterm growth chart - boys

（身长）

（头围）

（体重）

Boys

（厘米）

（千克）

$\mathcal{F}_{2013}$

Curves equal the WHO Growth Standard at 50 weeks.

Sources: Intrauterine section - Germany (Voight 2010), United States (Olsen 2010), Australia (Roberts 1999), Canada (Kramer 2001), Scotland (Bonellie 2008), and Italy (Bertino 2010). Post term section - the World Health Organization Growth Standard, 2006.

www.ucalgary.ca/fenton

胎龄（周）

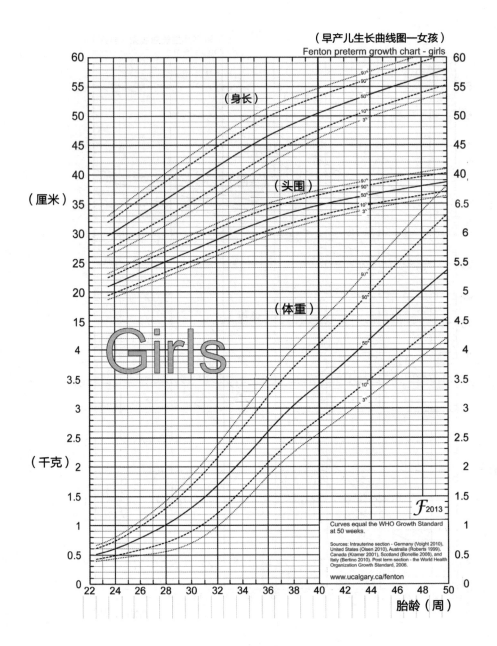

（早产儿生长曲线图—女孩）
Fenton preterm growth chart - girls

画生长曲线时，先要根据性别选择宝宝专用的曲线图。每次给宝宝体检测量后，先在横坐标上找到宝宝的校正月龄，再从纵坐标上找到宝宝体重、身长和头围的数值，在纵横坐标的交叉处画一个点。在多次测量后将每一个点连在一起，就是宝宝的生长曲线了。

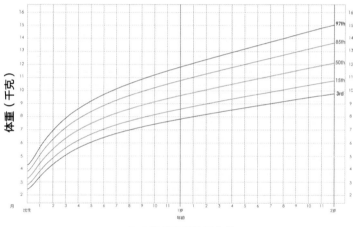

0~2 岁男宝宝体重曲线

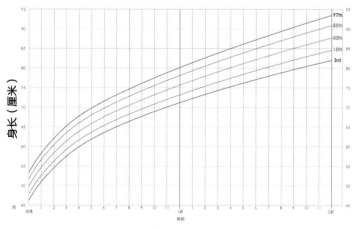

0~2 岁男宝宝身长曲线

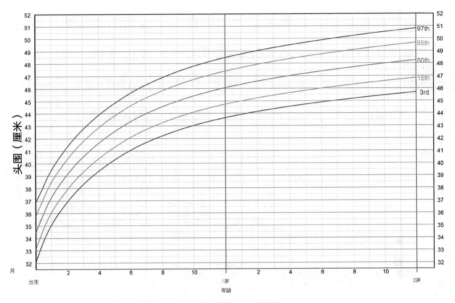

0~2 岁男宝宝头围曲线

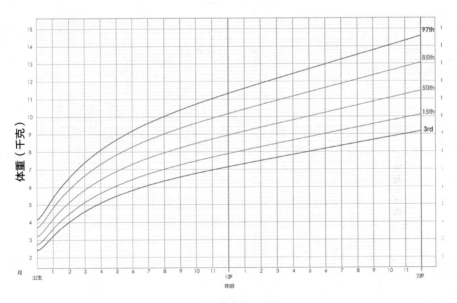

0~2 岁女宝宝体重曲线

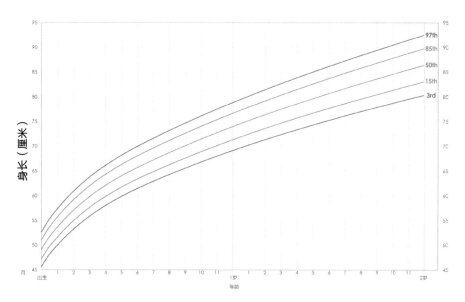

0~2 岁女宝宝身长曲线

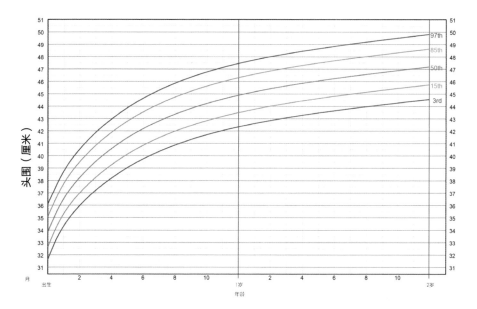

0~2 岁女宝宝头围曲线

中国 0~3 岁男童身长、体重百分位曲线图

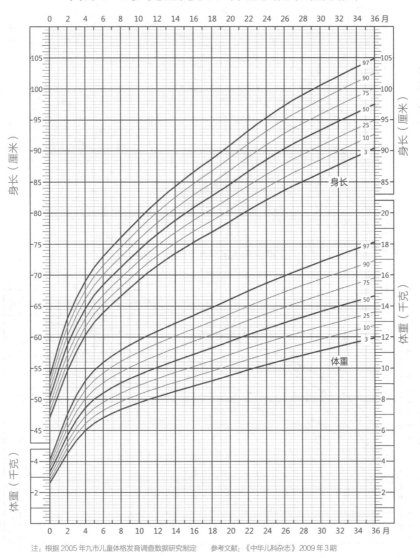

注：根据 2005 年九市儿童体格发育调查数据研究制定　参考文献：《中华儿科杂志》2009 年 3 期

首都儿科研究所生长发育研究室　制作

中国 0~3 岁男童头围、身长的体重百分位曲线图

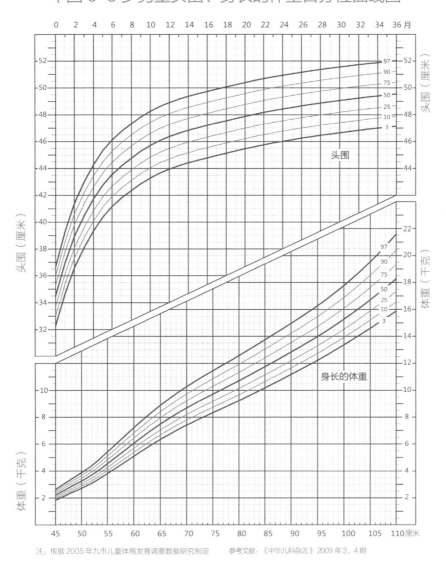

注：根据 2005 年九市儿童体格发育调查数据研究制定　　参考文献：《中华儿科杂志》2009 年 3、4 期

首都儿科研究所生长发育研究室 制作

中国 0~3 岁女童身长、体重百分位曲线图

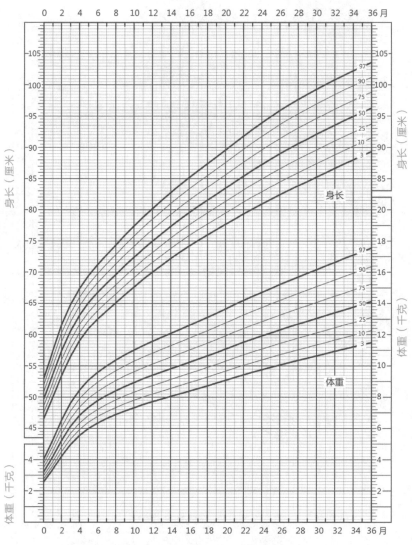

注：根据 2005 年九市儿童体格发育调查数据研究制定　参考文献：《中华儿科杂志》2009 年 3 期

首都儿科研究所生长发育研究室　制作

中国 0~3 岁女童头围、身长的体重百分位曲线图

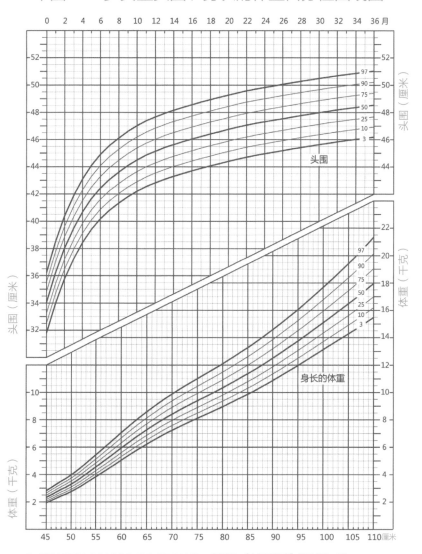

注：根据 2005 年九市儿童体格发育调查数据研究制定　参考文献：《中华儿科杂志》2009 年 3、4 期

首都儿科研究所生长发育研究室　制作

38 如何观察和判断宝宝的生长曲线?

每个宝宝都有他自己特定的生长轨迹,这是由自身的遗传特性、宫内环境和出生后各种因素影响来决定的。我们许多父母总有个习惯,就是将自己的宝宝和别人家的宝宝相比较。这种个体与个体之间的比较是不科学的,甚至有的按照实际年龄与足月宝宝比较就更不对了。人与人之间总有高、矮、胖、瘦之分,如前面所说,只要宝宝的生长指标经过校正年龄之后在同年龄同性别的第 10~90 百分位之间就是正常的。

当然,对于宝宝的生长,我们更要关注的是他的生长趋势,就是观察宝宝生长曲线的动态变化。正常情况下,宝宝的生长轨迹应当是沿着标准生长曲线,适于胎龄儿理想的状态是维持在出生时的百分位,并与标准曲线基本平行。在追赶性生长阶段会超越标准生长曲线,如体重和身长从第 10 百分位跨越到第 50 百分位。如果一段时间内宝宝的生长与标准曲线比较发生向下偏离的状况,比如从第 25 百分位下降至第 10 百分位,甚至第 10 百分位以下,我们就应该寻找原因。在随访时详细叙述宝宝的具体情况,请医生帮助判断是宝宝营养摄入不足还是疾病的影响。

39　什么是早产宝宝追赶性生长？

宝宝的生长并不是完全一样的，每个宝宝都有他自己的生长轨迹。早产宝宝由于提前出生，缩短了在妈妈温暖的子宫内良好环境中生长发育的过程，出生后又受到各种并发症的影响，这些因素都会对宝宝的生长造成一些阻碍。早产宝宝出生后早期，与足月宝宝一样会出现生理性体重下降，而且下降的幅度更大，恢复到出生体重的时间更长。此外，有相当一部分早产宝宝在一段时间内还会有一个生长缓慢的过程，从而偏离正常的生长曲线。一旦宝宝的并发症得到控制，营养摄入充足，就会出现加速生长，恢复到原来的生长轨迹上来。此时，早产宝宝的生长速度要高于同性别、同年龄的正常足月宝宝，这种加速生长的趋势就叫作追赶性生长。

早产宝宝追赶性生长的最佳时期是出生后第一年，尤其是前半年。

第一年是早产宝宝脑发育的关键期，第一年的追赶性生长直接关系到宝宝神经系统今后的发育，因此，追赶性生长不仅是近期内早产宝宝的体重达到正常足月宝宝的水平，早产宝宝身长的增长还会影响远期，甚至成年期最终的身高。而早产宝宝头围的追赶性生长则预示着有良好的神经系统发育结局。

宝宝出生时的胎龄和体重不同，追赶性生长的速度和时间也会有所差别。出生胎龄越小、出生体重越低，追赶性生长所需要的时间相对就越长。大多数健康的适于胎龄早产宝宝在 1 岁以内就能完成追赶性生长，而小于胎龄儿可能追赶性生长不像适于胎龄儿那么理想，要到 2～3 岁甚至需要更长时间才能追赶上同龄儿。

此外，总会有一些早产宝宝，由于胎龄过小、体重过轻，尤其是出生时体重小于第 3 百分位的小于胎龄儿，有遗传内分泌因素的早产宝宝，即使给予足够的营养，他们也还是达不到正常儿的生长水平，身长也不达标，其中有一小部分宝宝经过内分泌医生的评估，可能需要使用生长激素。

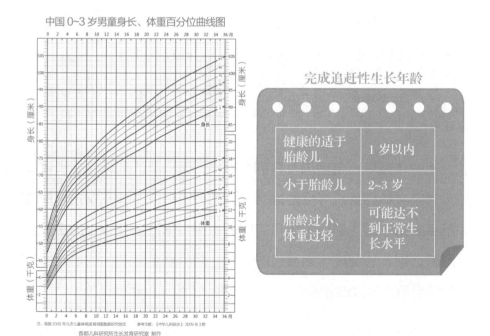

中国 0~3 岁男童身长、体重百分位曲线图

完成追赶性生长年龄	
健康的适于胎龄儿	1 岁以内
小于胎龄儿	2~3 岁
胎龄过小、体重过轻	可能达不到正常生长水平

40　追赶性生长是越快越好吗？

早产宝宝的追赶性生长与神经系统今后的发育直接相关，生长迟缓会大大增加早产宝宝脑瘫和智力低下的风险。但并不是宝宝长得越快越好，我们希望的理想状态是，早产宝宝能达到适宜的追赶性生长。

目前很多队列研究发现，低出生体重儿出生后追赶生长的速度过快，长大以后更容易发生成年慢性疾病，比如肥胖、糖尿病、高血压、冠心病等。所以，要特别关注早产宝宝的生长速度和生长水平，既要保证追赶性生长，尤其是线性生长，又要注意体重不能增加过快，以避免影响宝宝远期的健康。

对于什么是早产宝宝最适宜的追赶性生长，目前还没有统一的共识。但应该定期随访监测，关注宝宝生长曲线的动态变化及体重、身长和头围之间的关系，根据营养状况来调整喂养方案。

41 早产宝宝生长缓慢的原因有哪些?

体重能直接反映宝宝近期的营养状态,生长缓慢与奶量摄入不足、消化吸收不好及健康状况不佳都有关系,要从这几个方面找找原因:

奶量摄入。喝配方奶的宝宝很容易知道每天的奶量变化,但如果是母乳喂养的宝宝,每次吃奶后仍不停哭闹,入睡后很快醒来,而且每天排尿次数少于 6 次,尿色发黄,说明宝宝奶量摄入不够。另外就是妈妈自身的感受,喂奶前乳房是否充盈,是否有胀奶的感觉,喂奶后乳房是否会松软,如果没有这些表现可能是母乳不足。

消化吸收。如宝宝的大便次数较以前增多,大便变稀,或者吃奶后出现腹胀、呕吐等,都有可能是消化吸收出现了问题。另外,要注意配方奶喂养的宝宝是否有牛奶蛋白过敏的表现,如湿疹、吐奶、腹泻、血便等,有这些表现需要去医院就诊。

疾病影响。早产宝宝的抵抗力弱,容易患呼吸道和消化道疾病。生病后,宝宝的饮食和睡眠都会受到影响,短时间内就会出现体重不增的情况。贫血也会导致宝宝生长缓慢。如果宝宝患有一些慢性疾病,时间较长未恢复,还会影响到身长的增长。

42 早产宝宝出院后为什么要定期随访？

早产宝宝出生后的前几年是最关键的阶段，因为在这段时间里，宝宝的生长速度最快，大脑发育的可塑性最强，是营养干预和早期发展促进的最佳时期。

早产宝宝出院后，家长应该按照医生的建议定期带宝宝到医院进行随访，密切监测宝宝的营养和生长、运动和智力、心理和行为发育，以便能及早发现异常苗头，如生长偏离、肌张力异常等，及时给予有针对性的喂养指导、干预和训练，最大限度地发挥宝宝的生长潜能，达到足月宝宝的水平，为早产宝宝将来的人生打下良好的基础。

我国早产宝宝保健工作规范中要求早产宝宝出院后要进行分级管理。胎龄大于 34 周、出生体重大于 2000 克的宝宝属于低危早产儿，随访频率如下。

低危早产儿随访频率

时间	随访次数
出院后 ~ 校正 6 月龄内	每 1 ~ 2 个月 1 次
校正 7 ~ 12 月龄	每 2 ~ 3 个月 1 次
校正 12 月龄后	每半年 1 次

胎龄小于34周、出生体重小于2000克的宝宝属于高危早产儿，随访频率如下。

高危早产儿随访频率

时间	随访次数
出院后 ~ 校正1月龄内	每2周1次
校正1 ~ 6月龄	每1个月1次
校正7 ~ 12月龄	每2个月1次
校正12月龄后	每半年1次
校正13 ~ 24月龄	每3个月1次
校正24月龄后	每半年1次

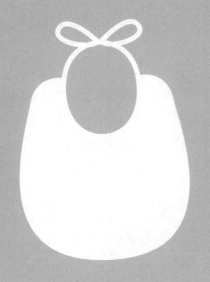

第四章

早产宝宝的护理

43　什么是袋鼠式护理？

袋鼠式护理是指妈妈与宝宝早期持续的皮肤接触，就像袋鼠妈妈把小袋鼠放在胸前的口袋里一样，每天尽量长时间地把宝宝贴身抱在胸前，进行亲密的肌肤接触。

袋鼠式护理对早产和低出生体重的宝宝好处最多，袋鼠式护理可以一直持续到早产宝宝校正胎龄 40 周或体重达到 2500 克时。

做袋鼠式护理的步骤：

1. 保持室内环境温度适宜。

2. 妈妈一定要洗干净双手，穿着宽松棉质的开衫衣服，给宝宝穿好纸尿裤，戴好帽子，穿上袜子，不用穿衣服。

3. 妈妈敞开怀，让宝宝趴在妈妈裸露的胸腹部，头部位于两个乳房之间，头转向一侧，让宝宝的胸腹部紧贴妈妈的身体，再盖上被子或毯子。

小提示：为了抱住宝宝以免滑落，可以使用包巾将宝宝固定在妈妈身上，这样方便妈妈活动，可以较长时间进行袋鼠式护理。

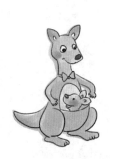
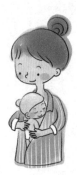

44 袋鼠式护理对早产宝宝有什么好处？

袋鼠式护理对于早产宝宝来说非常重要。世界卫生组织认为袋鼠式护理是降低早产宝宝死亡率的一个重要干预措施，应成为早产宝宝的常规护理方式。袋鼠式护理的好处体现在以下几个方面：

稳定宝宝的生命体征。袋鼠式护理有助于保暖，减少早产宝宝低体温的发生，而低体温常会导致宝宝出现酸中毒，增加感染的风险。而且，在妈妈的怀抱里，宝宝的呼吸、心率都更加平稳，可减少早产宝宝呼吸暂停和对氧气的需求。很多需要呼吸支持的早产宝宝经过袋鼠式护理后就逐渐脱离了呼吸机，完全能够自主呼吸，也不再需要吸氧了。

促进宝宝的自主觅食和消化功能。宝宝贴在妈妈的胸前，会自然而然地寻找妈妈的乳头，学着自己吸吮吃奶，而且宝宝的喂养耐受性也会越来越好，可减少胃潴留，加快胃排空，促进消化，使宝宝早日达到足量喂养，为成功母乳喂养打下基础，同时还能缩短宝宝静脉营养的时间，避免感染的风险。

获得妈妈有益的菌群。通过和妈妈皮肤的接触，可以把妈妈身上有益的细菌传递给宝宝，有利于宝宝建立自己体内良好的微生态环境。宝宝获得了这些益生菌，就可以抵御外界环境中致病菌的侵袭。正如中医有句话："正气存内，邪不可干。"妈妈可以通过母乳喂养和皮肤接触来帮助宝宝提高抵抗力。

让宝宝更有安全感。在妈妈温暖的怀抱里可以让宝宝感受到妈妈的气味、呼吸和心跳，听着妈妈说话的声音，从而使宝宝比在暖箱里更有安全感，减少哭闹，稳定情绪，加快疾病恢复的进程。研究发现，早期的皮肤接触不仅能促进宝宝与妈妈的情感交流，还有利于宝宝长期神经心理行为的发育。

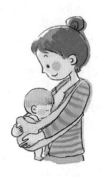

缩短宝宝的住院时间。上述的诸多好处直接影响到早产宝宝疾病的转归，促进宝宝各方面功能的成熟，从而缩短了住院时间。

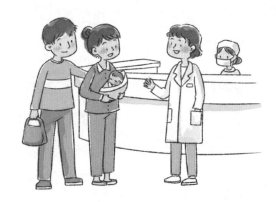

刺激妈妈泌乳。一方面，宝宝与妈妈的肌肤接触和吸吮会生理性地刺激妈妈泌乳素的分泌，使乳汁更充足，以满足宝宝生长的需要。另一方面，妈妈与宝宝在一起能够缓解自身焦虑的情绪，增加自信心，也更有利于泌乳。而母乳喂养本身对妈妈来说，除了能促进产后康复，还能降低宫颈癌和卵巢癌发生的风险，有利于长期健康。

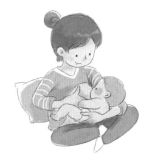

综上所述，袋鼠式护理能从多方面促进早产宝宝的健康发展，提高母乳喂养率，降低早产宝宝死亡率，并有利于妈妈的长期健康。它的神奇作用已经为国内外专业人士所一致认可和推荐。

45　袋鼠式护理做多长时间？

对于胎龄 34 周以上的早产宝宝，如果出生后生命体征稳定，无并发症，就可以很快进行袋鼠式护理了。如果母婴同室的话，妈妈可尽量长时间与宝宝在一起。世界卫生组织推荐袋鼠式护理最好每天达到 18 小时以上，不少国家在产后病房实施袋鼠式护理，晚期早产宝宝通过母婴同室和皮肤接触，提高了母乳喂养率，减少了早产宝宝低血糖、黄疸等并发症，降低了转入儿科的住院率。

对于小胎龄、低体重住院的早产宝宝，经过最初的过渡阶段，生命体征相对平稳后就可以开始袋鼠式护理。目前，我国许多新生儿重症监护室和新生儿病房已经向早产宝宝家长开放，可以到床旁来做袋鼠式护理。这时有的小宝宝可能还需要一定程度的呼吸支持，如无创辅助通气或吸氧等，身上还带着心电监护、胃管、输液管等，刚开始做袋鼠式护理要在医生、护士的指导下进行，随时注意观察宝宝的反应。经过学习磨合，"袋鼠妈妈"会很快进入角色，掌握护理技巧。建议袋鼠式护理每次不少于 60 分钟，而且时间越长越好。

袋鼠式护理可以一直持续到宝宝校正胎龄 40 周（即相当于足月）或体重达到 2500 克时，因此，出院回家后仍然可以进行，可用包巾把宝宝裹在妈妈或爸爸胸前，注意不要滑落，同时不影响家长的日常活动。

46 为什么早产宝宝要注意保暖？

早产宝宝的皮下脂肪薄，体表面积相对较大，用于产生热量、维持体温的棕色脂肪少，体温调节中枢也未发育完善，这些因素都会导致早产宝宝产热少、散热多、储热能力低、调节能力差，如果不注意保暖，早产宝宝容易出现低体温。

宝宝低体温会引发很多并发症，比如低氧血症、代谢性酸中毒、呼吸窘迫等，造成感染和死亡的风险增加，所以维持体温正常对于早产宝宝来说是至关重要的。

正常新生宝宝的体温应在 36.5 摄氏度～ 37.5 摄氏度范围内。体重小于 2000 克的早产宝宝常常需要在婴儿暖箱里生活一段时间，暖箱给宝宝提供了适宜的温度和湿度，有利于宝宝的生长。当宝宝的体重增长到 2000 克以上，在室温下已经可以维持体温正常，就能离开暖箱了。

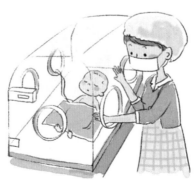

特别提醒：宝宝出院回家后，既要注意给宝宝保暖，又不能捂得过多。因为早产宝宝自身的体温调节能力比较弱，如果捂得过多，会导致体温升高，发生捂热综合征，甚至会造成死亡。所以，适当的保暖是必要的，但不能过度。

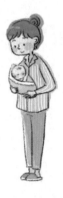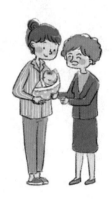

如何判断保暖是不是适当呢？如果宝宝的手脚是暖和的，脖子和头上没有汗，那宝宝所处的环境温度就是适宜的。如果摸着宝宝手脚发凉，说明保暖不够。如果宝宝出汗较多，就是保暖过度了。

47　早产宝宝需要什么样的居室环境？

要保证宝宝居室的温度和湿度都是适宜的。室温调整到人体感觉舒适的温度，又要适宜早产宝宝，如冬天在 20 摄氏度～ 22 摄氏度，夏天在 26 摄氏度～ 28 摄氏度，湿度保持在 50% 左右，这样的居室环境是比较舒适的。

除了环境温度和湿度，房间还要注意每天通风两次，冬季也是如此。不要从早到晚门窗紧闭，这样不利于空气流通。可以采取每个房间轮流通风的方式，既能保持室内空气清新，又能避免对流风吹到宝宝，这对于防病是非常重要的。

室内光线要适宜，过强的光线刺激对宝宝不利，但要保证室内有昼夜变化。

避免过度噪声，家人说话轻柔，播放音乐时音调舒缓，尤其在宝宝睡觉时不要打扰到他。

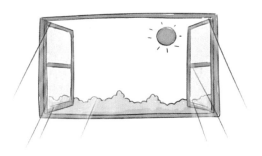

48　可以让亲朋好友到家里看早产宝宝吗？

家里新添了小宝宝是件值得庆贺的事，亲朋好友前来道喜是人之常情。但早产宝宝的身体较弱，容易患感染性疾病，所以最好还是不要让过多的人来探望，尤其是在呼吸道疾病高发的季节。因为在我们的鼻咽部常常会携带一些条件致病菌或病毒，由于成年人抵抗力强，具有自身的抗病能力，可以没有任何生病的表现，但这些条件致病菌或病毒对于早产宝宝来说却是致病的。

另外，家人外出回家后，应该先洗手、洗脸、漱口、更衣，然后再接触宝宝。如果家人患有传染病，必须隔离，不能接触宝宝。如果哺乳妈妈感冒了，给宝宝喂奶时要戴口罩。

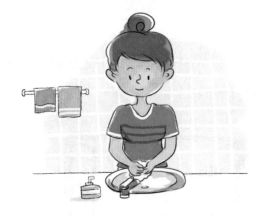

49 早产宝宝什么时候可以抱到户外去?

在宝宝校正月龄满 1 个月后,就可以抱到户外活动了。每天外出呼吸新鲜空气,晒晒太阳,可以让宝宝更好地适应气温的变化,对于增强抵抗力是有帮助的。

外出时间的长短,可根据宝宝自身的情况和天气情况灵活掌握。宝宝身体健康,气温适宜、空气质量良好的时候,可以在户外多待一会儿。如果天气寒冷、刮风、有雾霾,就不要带宝宝外出了。夏季出门避开太阳当头晒的中午,如果一定要外出,做好适当防护,比如戴上遮阳帽,或在树荫下活动。小宝宝出门时间短一点,慢慢长大了,可逐渐延长户外活动的时间。

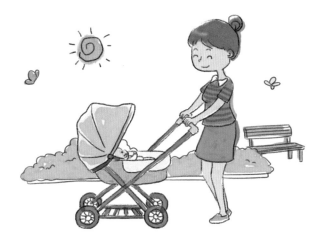

50　如何护理早产宝宝的皮肤？

早产宝宝的皮肤特别薄嫩，容易因摩擦而引起损伤，受伤后则容易发生感染，所以需要更细心的呵护。

在住院期间，医生、护士接触宝宝时都会非常小心轻柔，而且要给他们经常翻身、更换体位，避免长时间身体受压。宝宝回家之后，皮肤的清洁护理也很重要。由于宝宝的汗腺发育不成熟，排汗功能较差，天热时汗液不易排出，堵塞汗腺管会引起汗疱疹，一旦受到细菌感染还会形成脓疱疹。因此，室温和衣着要合适，避免过热捂出汗来。洗脸用温度适宜的清水洗后用柔软的纱布轻轻擦洗面部。每当皮肤被奶液或唾液浸湿后都要及时清洗，洗干净擦干后涂抹少许婴儿专用护肤品。

宝宝的臀部非常娇嫩，受尿、便的刺激常常会出现发红、皮疹甚至糜烂等情况。所以家长要及时给宝宝更换尿布，便后及时清洗，保持宝宝臀部皮肤的清洁干燥是预防尿布疹最有效的方法。

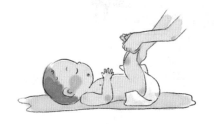
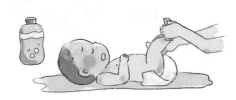

51 给早产宝宝洗澡需要注意什么?

早产宝宝住院期间,护士通常会用润肤油来给宝宝擦浴。出院回家后,家长可根据季节和宝宝出汗的多少来决定洗澡的频率。天气热、宝宝出汗多时,应每天给宝宝洗澡。天气冷、室内温度较低时,每周洗 2 ~ 3 次即可。给宝宝洗澡的时候,要注意以下几点:

准备好洗澡时需要的物品。事先准备好需要换洗的衣服、干净的纸尿裤、毛巾、浴巾、护臀霜、婴儿润肤霜等物品,以便洗澡后可直接使用,不会造成忙乱。

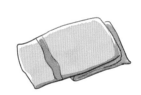

选择合适的洗澡地点。早产宝宝的体温调节能力比较差,为避免着凉,浴室的温度最好保持在 28 摄氏度左右。如果有朝阳的房间,白天阳光充足时,可以在屋里给宝宝洗澡。如果室温不够高,可以用空调或浴霸来提高居室温度。

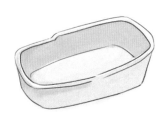

选择合适的洗澡时机。刚给宝宝喂完奶不要马上给他洗澡,以免引起宝宝吐奶。最好是在宝宝吃奶 1 个小时之后、精神状态好的时候或晚上睡觉前洗澡。

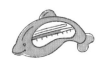

　　控制好水温和洗澡时间。洗澡水的温度以 39 摄氏度～ 40 摄氏度为宜。放水的时候，一定要先放凉水，再倒热水。每次洗澡的时间不能太长，5 分钟之内比较合适，时间过长小宝宝会比较疲劳。洗完后要立即用浴巾包裹、擦干宝宝的身体，以免受凉。

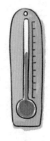

52　早产宝宝是不是比足月宝宝睡得更多？

早产宝宝比足月宝宝每天的睡眠时间更多，平均每天要睡 20 个小时左右，而且出生胎龄越小，每天睡眠的时间越多，清醒的时间越少，这与早产宝宝的神经系统发育不成熟有关系。随着宝宝慢慢长大，脑发育逐渐成熟，白天清醒的时间会越来越多，总的睡眠时间会相应减少。通常早产宝宝到校正胎龄 40 周后，睡眠时间已经和足月宝宝大体一致，6 月龄后夜间就可以睡整觉了。

需要提醒家长的是，早产宝宝一天中大部分的时间都在睡觉，但由于追赶性生长需要更多的营养，所以在刚出院回家时，最长的睡眠时间不宜超过 3 个小时，因为每次喂养间隔不能超过 3 个小时。等宝宝的月龄大一些，体重增长也比较满意，夜里睡眠的时间就可以长一些，可以 4 ~ 5 个小时喂一次奶。

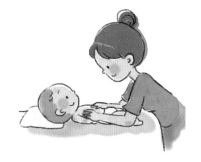
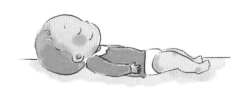

53　如何让早产宝宝睡得更踏实？

早产宝宝在刚出生时，还没有形成完整的睡眠与觉醒周期，所以没有睡眠规律。直到校正胎龄 40 周后，宝宝的睡眠与觉醒周期才和足月宝宝相似，也就是说，这时候宝宝才基本建立起觉醒、半醒半睡、浅睡眠、深睡眠的交替周期。有些早产宝宝睡觉时会使劲抻，小脸憋得通红，还发出哼哼唧唧的声音，父母总以为是不是宝宝哪里难受了。其实宝宝是处于浅睡眠阶段，只要不打扰他，他又会慢慢入睡，进入深睡眠。每个睡眠周期都是浅睡眠 − 深睡眠 − 浅睡眠这样循环的

良好的睡眠有利于宝宝的生长发育和保持愉快的情绪，我们应该给宝宝提供适宜的睡眠环境，保证宝宝有充足的睡眠。睡觉时，衣被不要过多，居室空气要清新，光线要暗一些。宝宝在睡眠时，环境相对安静即可，睡前可播放柔和的音乐，家人正常说话的声音都不受影响，如果过于安静反而不利于宝宝良好睡眠习惯的养成。

早产宝宝有时睡得不踏实，容易惊跳。在白天睡小觉时可以采取俯卧位（趴着睡），有助于易惊醒的宝宝安静睡眠。但是在俯卧位睡眠时床面不要过软，让宝宝的头偏向一侧，而且一定要有人在一旁看护，以防宝宝的口鼻被堵住，引起窒息。夜间睡眠还是仰卧位比较好，吃奶后可暂时采取侧卧位，以防溢奶。

54 怎么知道早产宝宝是不是睡够了？

宝宝越小，每天睡眠的时间越长。下面是不同年龄的平均睡眠时间，但宝宝睡眠时间的个体差异很大，平均睡眠时间只是参考，家长还是需要通过日常的观察来判断宝宝是不是睡够了。只要宝宝睡醒后精神状态好，吃得好，玩得好，体重、身长、头围等指标都在正常范围内稳步增长，就说明宝宝的睡眠是没有问题的，即使宝宝每天的睡眠时间达不到平均标准，也不用着急。

婴幼儿睡眠时间参考表

校正年龄	每天平均睡眠时间	白天睡眠次数
40 周内	20 小时左右	多次
1 ~ 3 个月	16 小时左右	4 次
3 ~ 6 个月	14 小时左右	3 ~ 4 次
6 ~ 12 个月	13 小时左右	2 ~ 3 次
1 ~ 3 岁	12 小时左右	1 ~ 2 次

55 早产宝宝为什么会出现惊跳？

很多早产宝宝时不时会出现惊跳或手脚抖动，令家长担心不已，以为宝宝"抽风"了，会有危险。其实，早产宝宝之所以出现惊跳或抖动，是由于宝宝的神经系统未完全发育成熟，尤其是神经髓鞘没有发育好。神经髓鞘包裹着神经元，就像绝缘外皮包裹着电线一样。神经髓鞘没有发育好，就好比电线的绝缘外皮没有被包裹严实，电线暴露在外，会发生漏电。宝宝的神经元没有被神经髓鞘完全包裹，当某条神经兴奋后，就容易泛化，扩散到其他周围的神经和肌群，外在表现就是宝宝出现肢体的抖动或惊跳。

可以放心的是，这样的惊跳是宝宝成长过程中的正常现象，并不是"抽风"，更不会有生命危险。随着宝宝慢慢长大，神经系统发育成熟，抖动或惊跳的现象自然就会消失了。

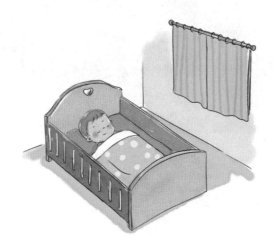

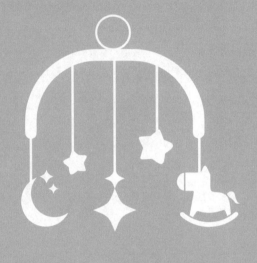

第五章

早产宝宝的发育促进

56　早产宝宝的发育评估是按出生月龄还是校正月龄？

对于早产宝宝的发育进程不能按他的实际月龄来评估，而是要按照校正月龄来评估。因为神经系统的发育是一个逐渐成熟的过程，从发育里程碑的角度来看，宝宝什么时候会翻身、会伸手抓东西、会坐起来、会走路等，都要以从预产期开始计算的校正月龄来评估。如果按照实际出生月龄来评估的话，可能那些小胎龄出生的宝宝在出生后前两三年总是"发育不达标""智力落后"，这对于早产宝宝来说是不公平的。当然，宝宝的生长发育是一个复杂的过程，后天的实际经历会促进神经系统的成熟，这也是我们给早产宝宝早期发育促进的意义所在。

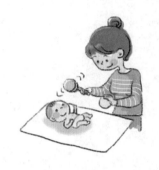
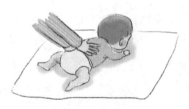

57 为什么要重视早产宝宝的发育促进？

早产宝宝出生的时候，神经系统还未发育成熟，越早出生越不成熟。另外，早产宝宝后期脑发育是在母体外进行的，大脑的成熟过程易受到各种不良因素的伤害。与足月宝宝相比，早产宝宝发生脑瘫和智力低下的风险更大。因此，对早产宝宝进行早期发育促进和早期干预非常重要。

"早期"有两个方面的含义：一是生命的早期，二是症状出现的早期。宝宝出生后前两年是大脑发育的关键期，而未成熟大脑有巨大的可塑性，干预开始的年龄对干预效果具有极其重要的意义，干预越早，效果越好。

早期发育促进是指根据婴幼儿智力发育规律进行有组织、有目的、环境丰富的教育活动，促进早产宝宝运动、智力、情绪和社会能力的发展，减少神经发育落后的风险。

早期干预是指当发现宝宝有肌张力高、姿势异常、运动智能发育延迟等表现时，通过发育促进与康复训练，使宝宝损伤的神经系统得到修复和代偿，帮助宝宝赶上同龄儿正常的发育水平。

为了密切监测早产宝宝的脑发育水平，尽早发现神经系统损伤的表现，家长一定要带宝宝定期随访。医生除了评估宝宝的营养状况和体格生长，还会重点关注宝宝神经心理行为的发育水平，因为宝宝最初的一些细微异常表现，家长是无法及时看出来的，如果发现晚了，有一些神经损伤已不可逆转，就会导致宝宝发展为脑瘫和智力低下。

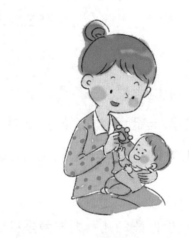

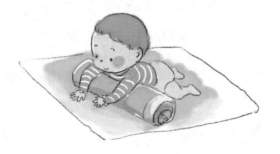

58　如何帮助早产宝宝做发育促进？

早产宝宝出院回家后，家长要在医生的指导下坚持给宝宝做适宜的早期发育促进训练，减少宝宝发育迟缓及运动障碍等情况的发生，使他们早日赶上足月儿的水平。

早产宝宝不同年龄段早期发育促进内容

年龄	内容
校正 1 月龄内	以发育支持性护理为主，护理时间要集中，动作要轻柔，避免频繁过度的刺激，及时安抚情绪并满足其需求
校正 1 月龄～	鼓励适度抗重力体位控制，如竖头、俯卧肘支撑下抬头。以面对面交流的方式，用鲜艳的物品或发声玩具进行视觉和听觉刺激
校正 3 月龄～	诱导上肢在不同方向够取物品，双手抓握不同形状和质地的物品。练习翻身、支撑抱坐、常与其说话、逗笑
校正 6 月龄～	练习双手传递、敲打和扔安全的物品或玩具；练习坐位平衡、翻滚、爬行；模仿动作，如学习拍手；言语理解练习，如叫其名字等
校正 9 月龄～	学习用拇指、食指捏取小物品；练习扶站、躯体平衡和扶物走；学习指认家人、物品，增加模仿性游戏；给予丰富的语言刺激，用清晰的发音与其多说话，通过模仿和及时鼓励促进语言发育

续表

年龄	内容
校正1岁~	学习翻书、涂鸦、搭积木、自主进食,锻炼手眼协调能力;练习独自行走、跑和扶栏上下楼梯。玩亲子互动游戏,如认五官;引导其有意识的语言表达
实际2~3岁	模仿画画;练习双脚跳、单脚站立;培养自己洗手、脱穿衣服和如厕等生活能力;多给孩子讲故事、念儿歌,叙述简单的事情;学认颜色、形状、大小;与小朋友做游戏,学会等待、顺序、分享、同情等社会规则

59　如何发现 6 个月以内早产宝宝的发育异常？

家长可以对照下表观察，如果宝宝有其中一种以上表现，要及时去医院检查，以确定是否存在发育异常。

不同年龄早产儿的可疑日常表现

月龄	校正 1 月龄	校正 3 月龄	校正 6 月龄
疑似异常表现	● 经常哭闹且不易安抚，或过于安静 ● 喂奶时经常呛咳，吸吮无力，吸吮后常出现停顿或气急 ● 身体经常打挺、后仰，或松软无力，肢体活动过度或过少，两侧肢体活动不对称	● 不会注视人脸，不会追视活动的物品和人 ● 对很大的声音没有反应 ● 逗引时不发声或不会笑 ● 俯卧时不能抬头 ● 手指紧握不会张开 ● 头经常后仰，或身体松软无力，上肢或下肢经常绷直或僵硬，肢体活动过度或过少，两侧肢体活动不对称	● 4 个月不能竖头，5 个月不会翻身，6 个月不会扶物坐起 ● 发音少，不会笑出声 ● 手指不会张开，紧握拳头 ● 不会伸手抓东西

60 如何发现 7 ~ 12 个月早产宝宝的异常表现？

家长可以对照下表观察，如果宝宝有其中一种以上表现，要及时去医院检查，以确定是否存在发育异常。

不同年龄早产儿的可疑日常表现

月龄	校正 7 ~ 9 月龄	校正 10 ~ 12 月龄
疑似异常表现	● 8 月龄不能独坐 ● 扶站时脚跟长久不能落地 ● 不会将物品从一只手换到另一只手 ● 分辨不出家人和生人 ● 不寻找声源	● 不会爬 ● 不会扶物站立 ● 站立时脚尖着地或下肢呈剪刀状 ● 不会用拇指和食指捏起细小的物品 ● 叫名字没有反应 ● 不会模仿做拍手、再见的动作

61 早产宝宝容易出现哪些视力问题？

早产儿视网膜病是早产宝宝的眼底并发症，大多数能够痊愈，个别会致盲。宝宝提前出生影响到视网膜血管的正常发育，出生后多种不良因素均会诱导早产儿视网膜病的发生，为预防不良后果，对胎龄小于 34 周的早产宝宝都要进行眼底筛查。有的小宝宝住院期间就开始筛查了，每 1～2 周检查 1 次。出院后也要定期到眼科复查，直到校正胎龄 40 周，宝宝的视网膜血管已经发育成熟，通过医生的检查确认正常后，才不需要再复查了。

另外，与足月宝宝相比，像斜视、弱视等常见的视力问题，早产宝宝也比较多见。我们常发现有的宝宝在 1 岁以内看起来会有"斗鸡眼"，这与宝宝的眼肌发育不成熟有关，大多数随着月龄增长"斗鸡眼"会消失。如果 1 岁之后宝宝仍然还有"斗鸡眼"，就要去医院请眼科医生做进一步检查，确认是真性斜视还是假性斜视，而前者是需要矫正干预的。

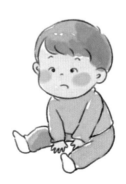

62　如何促进早产宝宝的视力发育？

早产宝宝出生后就有视觉了，能看得见东西，但是看不清楚。
所以出院后，建议家长给宝宝做视觉刺激，促进宝宝的视力发育。

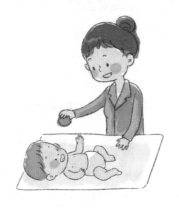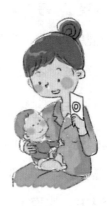

视觉刺激的方法：月龄小的宝宝仰卧时，拿一个红球或者黑白
卡，在离宝宝眼睛正前方 20 ～ 30 厘米处，让他盯着看，练习注视。
然后再缓慢地水平移动红球或者黑白卡，让宝宝练习追视。慢慢地，
宝宝转头追视的角度就会越来越大。宝宝也喜欢看人脸，妈妈可以
和他说话和微笑，这种目光注视和交流也能促进宝宝的视觉发育。

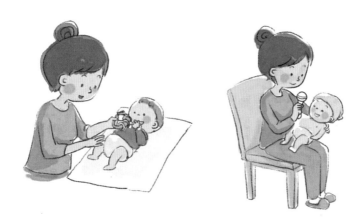

　　当宝宝慢慢大了，可以俯卧抬头或抱坐，让宝宝看颜色鲜艳的玩具吸引他的注意力，户外活动时可以指近处和远处的物体让宝宝看。

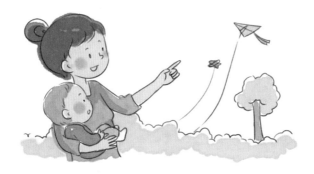

63　为什么用红色球或黑白卡做视觉刺激比较好？

宝宝的视神经中感知红颜色的锥体细胞是最先发育的，所以宝宝出生后首先对红色最敏感。另外，刚出生不久的宝宝对黑白卡这种颜色反差比较大的色块也比较敏感，所以用这样的颜色来做视觉刺激，比较容易吸引宝宝的注意。

早产宝宝由于视觉细胞的发育还不成熟，有的宝宝有脑损伤，可能会影响到视觉通路，所以视觉刺激很有必要。宝宝神经系统发育的可塑性很强，通过视觉刺激，可以促进神经系统的发育和功能代偿。

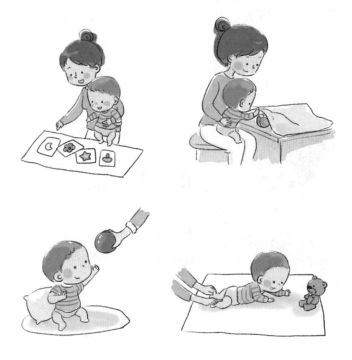

64　早产宝宝会有哪些听力问题？

早产宝宝在出院前会做听力筛查。足月宝宝用耳声发射的方法来检测听力，早产宝宝要用耳声发射和自动判别脑干听觉诱发电位两种方法来检测听力。有的早产宝宝听力筛查没有通过，并不一定是听力真的有问题，也许是发育不成熟造成的。医生会安排复筛的时间，随着宝宝听觉的逐渐成熟，大部分宝宝的听力检查都能过关。

但是宝宝的听力初筛和复筛都通过了，也不能说听力就肯定没有问题了。有的早产宝宝会出现迟发性听力障碍，这种情况不容易被发现。往往到宝宝两三岁甚至四五岁时，家长发现宝宝说话不清楚，去医院检查后才发现宝宝有听力障碍，这种情况就属于迟发性听力障碍。

导致早产宝宝迟发性听力障碍的因素很多，比如在住院期间用过呼吸机，出现过较严重的新生儿黄疸和严重感染等，都可能造成迟发性听力障碍。宝宝出院时，这些听力损害还未充分表现出来，因此听力筛查能够通过。

为避免宝宝将来出现听力问题，医生通常建议家长在宝宝校正月龄 3 个月时，到耳鼻喉科给宝宝做一个全面的听力学评估。如果早期发现异常，早期干预，宝宝将来的听力和语言发育都不会受到影响。

65　怎样给早产宝宝做早期的听觉刺激？

宝宝的听觉发展具有可塑性和关键期，其中确定声音的方位在出生后前 6 个月内进步最快，而对于语言的感知能力在 1 岁以内最为敏感。早期的听觉刺激可以促进宝宝的听觉发育，还能为他以后学语言打下基础。

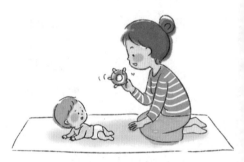

可以用各种带声响的玩具如沙锤等促进宝宝的听觉发育。在距宝宝耳后侧 8 ～ 10 厘米的地方摇晃玩具，发出柔和、有节奏的声音。根据宝宝的喜好，可以变换音质、音调。如果宝宝的听觉反应正常，满 3 个月后就不用再刻意训练了，可以用听音乐、多和宝宝说话等方式来代替。

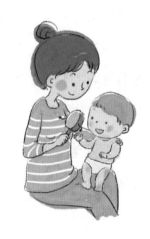

要注意的是，听觉刺激的声音要柔和，避免噪声。有的拨浪鼓玩具声音过响，如果离宝宝太近，响声太大，会使宝宝害怕，长时间、高频率地让宝宝听这样的声音，可能会损害宝宝的听力。

66 如何给早产宝宝做抚触？

早产宝宝的神经系统发育不成熟，神经和肌肉的活动比较少。宝宝认识周围的世界大多是通过触觉，所以触觉的发展对于宝宝来说很重要。给宝宝做抚触就是一种有效的触觉刺激，抚触可以促进宝宝的神经系统发育，增加肌肉的活动量，促进消化吸收，有利于体重、身长的增长，还可以促进良好的亲子关系的建立。

给宝宝做抚触，要在两次吃奶之间或洗澡后进行。从每次5分钟开始，根据宝宝的接受程度逐渐延长抚触的时间，每天1~2次，做抚触的环境要保证温暖、舒适。

抚触的具体做法：

取适量婴儿油或婴儿润肤乳液，倒在手心，双手相互揉搓一会儿，就可以开始抚触了。

- 脸部　用两手拇指指腹从宝宝的眉间向两侧滑动；两手拇指从下颌上、下部中央向外侧、上方滑动，让上下唇形成微笑状。

- 胸部　两手分别从宝宝胸部的外下方（两侧肋下缘）向对侧上方交叉上推至两侧肩部，在胸部画一个大的叉，注意避开乳头。

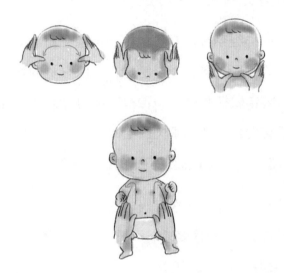

● **腹部**　食指、中指依次从宝宝的右下腹至上腹向左下腹移动，呈顺时针方向画半圆，注意避开宝宝的脐部。

● **背部**　双手平放于宝宝的背部，从颈部向下按摩，用指尖轻轻按摩脊柱两边的肌肉，然后再次从颈部向脊柱下端迂回运动。

● **手部、腿部**　让宝宝双手下垂，一只手捏住他的胳膊，从上臂到手腕轻轻挤捏，然后用手指按摩手腕。用同样的方法按摩另一只手。双手夹住小手臂，上下搓滚，用拇指从宝宝的手掌心轻轻按摩至手指。

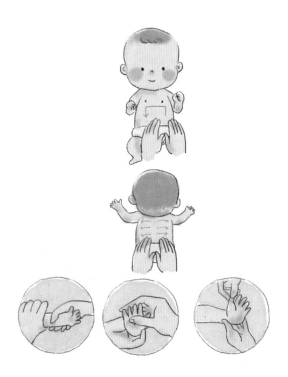

●**大腿、膝部和小腿**　从大腿至踝部轻轻挤捏，然后按摩脚踝
　　及足部。双手夹住宝宝的小腿，上下搓滚。再用拇指从脚后
　　跟轻轻按摩至脚趾。

　　抚触时不一定非要按照从头到脚、从左到右的顺序，可以灵活
掌握。当宝宝出现皱眉、把头偏向一侧、不与妈妈对视时，表示宝
宝累了，应及时停止活动，让宝宝休息。一旦宝宝出现啼哭、打挺、
全身用劲、过度兴奋、肤色变化，甚至呕吐等异常情况时，要立即
停止抚触。

67　如何给早产宝宝做主动运动训练？

主动运动是根据婴儿大运动的发展规律，帮助宝宝做一些主动的训练。比如大运动发育的里程碑是"三翻六坐八爬一岁走"，在相应月龄就应该开始帮助宝宝练习自主翻身、独坐、爬行和走路。主动运动的过程依靠大脑、神经传导通路和各肌群的协调作用，对促进早产宝宝的神经发育至关重要。

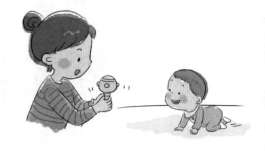

一些家长常常只注重对宝宝的被动锻炼，如抚触、按摩和婴儿操，而一提起主动运动训练就会打退堂鼓。比如练习翻身或爬行时，宝宝开始会不情愿，一哭一闹家长就心软了，不再坚持了。其实这样的训练有个逐渐习惯的过程，从校正1～2个月开始，在宝宝睡醒、精神好的时候，多让他练习俯卧，不仅可以锻炼宝宝抬头、挺胸，促进肌肉发育，还可促进精细动作的发育。因为俯卧时，宝宝的手指会自然张开，手指的灵活性得到锻炼，

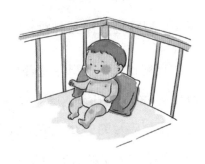

为以后抓握、捏细小的物品打下基础。俯卧时宝宝的眼界也开阔了，可以左右扭头看周围的环境变化。俯卧习惯了，练习翻身和爬行就是水到渠成的事了。

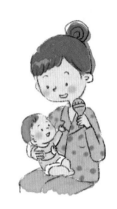

一般来说，足月宝宝的运动发育是自然的生理过程，而早产宝宝不同，他们或多或少存在脑损伤的风险，在发育进程中常常出现肌张力异常、运动发育滞后等情况，如不加以干预和训练，则有可能使短暂的异常永久化，一旦神经损伤不可逆，再进行康复就为时已晚了。因此，主动运动训练对早产宝宝的神经系统发育非常关键，能锻炼身体各部分的协调和控制能力，比被动抚触具有更积极的意义。

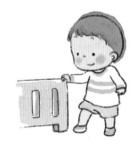

68　给早产宝宝做早期发育促进要注意什么？

我们要强调的是，早期发育促进一定要以父母为中心、以家庭为中心。有几个常见的误区需要引起家长注意：

误区 1　早教机构做早期发育促进对宝宝更专业。其实不然。家是宝宝熟悉的环境，有安全感，而且宝宝每天在游戏中与父母交流互动，早期发育促进的效果会更好。早教机构的宝宝多，人员和环境生疏，宝宝会因缺乏安全感而哭闹，反而影响效果。而且早教机构训练的时间有限，并不能顾及宝宝的状态如何。在家则可以灵活掌握时间，根据宝宝的作息和精神状态，反复多次进行各方面的训练，这对于宝宝来说更为有利。尤其是小月龄的宝宝，在空间密闭、人多的环境中，还容易增加患感染性疾病的风险。更何况有些所谓的早教机构并不专业，所以宝宝最好的促进者是父母，最好的港湾是家庭。

误区 2　早产宝宝出院后就要开始做"康复"。我们说早期发育促进和康复是有区别的。前者是按照婴儿发育规律所进行的训练，更多的是促进主动运动训练和功能区的全面发展。康复则是当宝宝出现肌张力异常或发育落后时所采取的强化训练模式，包括主动和被动训练。为了"不输在起跑线上"，有的宝宝刚出院就到康复机构去进行所谓的"康复"，按摩、水疗、药浴，甚至电针和穴位封闭等，其结果却适得其反，无论是从身体上还是从心理上都给宝宝留下了不可磨灭的创伤。在不同阶段，宝宝的生理需求不同，刚出院时主要应关注喂养和护理，让宝宝在良好的环境中达到稳定的体重增长和预防疾病的目的。而盲目、过早地去康复机构，会破坏宝宝生长发育的规律，增加交叉感染的风险，有百害而无一利。我们推荐宝宝在父母的陪伴下，在家庭里进行早期发育促进，如果在定期随访中发现宝宝有肌张力异常或发育落后的表现时，再去专业的康复机构进行康复训练。

误区 3 "神经营养药"能促进宝宝发育。现在有不少早产宝宝出院后继续在医院门诊"打吊针"，用一些所谓的"神经营养药"，一个疗程接着一个疗程。胎龄小的早产宝宝往往发生脑损伤的风险较高，如脑室内出血、脑白质损伤等，但宝宝脑发育的可塑性非常强，大多数是可以恢复的，并不遗留神经系统后遗症。目前没有任何临床证据证明"神经营养药"是有效的，希望家长要相信科学，通过早期发育促进的方法将宝宝脑损伤的风险降到最低。

69   肌张力异常就意味着脑瘫吗?

早产宝宝的肌张力与胎龄有关。

- 小于 28 周的宝宝,肢体处于顺从的伸展状态。

- 32 周时,膝部开始微微弯曲。

- 34 周时,膝部和上肢能够弯曲。

- 36 周时,四肢弯曲力度仍达不到足月儿的水平。

- 直到 40 周时,才显示出以屈肌张力为主的状态。

宝宝出生时,医生常常通过宝宝的姿势和伸屈肢体引发的被动性动作来做胎龄评估。

早产宝宝出生后,肌张力又随着月龄有所变化。在 40 周至校正 1 ~ 2 月龄时,宝宝的四肢以屈曲状态为主,当牵拉上下肢时很

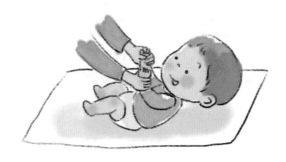

快弹回。有时爱使劲，越牵拉肢体越不容易伸直。双手爱握拳，越掰越紧。随月龄增长，屈肌张力就不那么高了，宝宝开始吃手，伸胳膊、张开手学着抓东西，高兴起来两腿乱蹬。

有的宝宝头部喜欢向后仰，或当抱起来用脚触及床面时会引发脚尖着地的现象，家长就很紧张，担心宝宝是不是"脑瘫"了。其实我们所说的肌张力异常是指宝宝出现与月龄不相符的肌张力状态。如上所述，在宝宝生长的不同阶段肌张力的表现是不同的，可以通过神经行为的检查方法来判断正常与否。如虽然宝宝头爱后仰，但拉坐时头部可以随躯干移动而竖起来，竖抱时头部支撑稳定，这就没有问题。对脚尖爱着地的宝宝需检查足背屈角，如小于 60 度则属正常。所以，虽然脑瘫会有以上的表现，但并不是说有以上表现就一定是脑瘫。

在早产宝宝出生后的第一年，注意宝宝是否存在肌张力异常和反射异常是非常重要的。在极超低出生体重儿的发育过程中，有一半的宝宝会出现一些异常情况，如肌张力异常、大运动落后等，但绝大多数宝宝随着月龄增长和发育促进的训练能够恢复正常，仅有不到 10% 的宝宝最终确诊为脑瘫。在早产宝宝的定期随访中，医生会不断评估他们的神经运动发育水平，必要时通过影像学检查及时发现异常，以便及早干预。

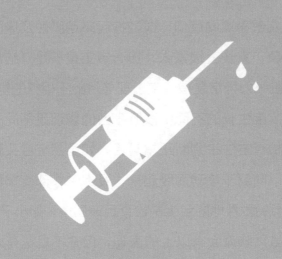

第六章

早产宝宝的疾病预防

70 早产宝宝的黄疸和足月宝宝有什么不同？

由于早产宝宝出生后红细胞破坏较多，体内产生的胆红素更多，加上肝脏功能发育不成熟，摄取、结合及排泄胆红素的功能较差，因而比足月宝宝更容易出现黄疸，持续的时间更长，黄疸程度也比较重。如果早产宝宝是重度黄疸更危险，因为胆红素更容易透过血脑屏障，造成脑损伤，这种脑损伤往往是不可逆的。在相同胆红素水平的情况下，胎龄越小的宝宝发生脑损伤的风险越大。

因此，在宝宝出生后早期，医生会密切监测宝宝的胆红素水平，必要时给予光疗，促进胆红素的排泄，严重时需要换血，以预防胆红素脑病的发生。

有些晚期早产宝宝出生后不久就回家了，家长对宝宝的黄疸需要格外关注。一般来说，新生儿生后第二三天开始出现黄疸，生后五六天达到高峰。黄疸最先出现在面部和巩膜，然后发展到躯干和四肢，严重时会发展到手脚心。在早期母乳不充足，宝宝吃得少的情况下，他的尿便少，自然胆红素排泄少，这会使宝宝的黄疸很快加重。观察宝宝黄疸时，应在自然光线充足的地方。如果发现宝宝的躯干和四肢明显发黄了，就应该去医院检查血清胆红素水平。如果宝宝黄疸已发展到手脚心，有精神差、不吃奶等症状时，需立即带宝宝到医院就诊，绝不可掉以轻心。

71　如何预防和应对早产宝宝呼吸暂停？

由于早产宝宝的呼吸中枢发育不成熟，呼吸浅表、不规则，会出现周期性呼吸，甚至呼吸暂停，后者会伴有心率下降和皮肤颜色的改变。但随着胎龄的增长，宝宝出现呼吸暂停的次数越来越少，表现也越来越轻，直到最终不再发生呼吸暂停。

当宝宝临近出院前，医生、护士会密切监测宝宝呼吸暂停发生的情况，在连续 1 周甚至 10 天都没有出现呼吸暂停时，就可以肯定不会再有严重的事情发生了，如果其他的出院条件也满足的话，宝宝就可以回家了。

但对于 28 周以前出生的早产宝宝，有的出院时还不足月（不满 37 周），他们各方面成熟的过程要慢一些，回家后仍需要密切监测生命体征的变化，以防万一。宝宝睡眠时，体位要舒适，最好仰卧位。让他的头部和躯干处于一条直线，颈部保持自然姿势或稍伸直，以防发生气道梗阻。喂奶后，最好先侧卧，过一会儿再仰卧。

对出院时胎龄较小、仍有呼吸暂停风险或支气管肺发育不良的宝宝，医生会建议使用便携式脉搏氧饱和度仪帮助监测，尤其在夜间。当宝宝出现呼吸暂停，或脉氧仪显示氧饱和度下降时，父母不要惊慌。要一面观察宝宝的呼吸和肤色，一面轻轻拍打或弹几下宝宝的脚心。绝大多数情况下，宝宝的呼吸会很快恢复，皮肤颜色转红。如果没有很快恢复，要判断是否由于奶液吸入气管引起窒息，把宝宝的头偏向一侧，或面部及身体向下拍后背，清除误吸的奶液。如果宝宝仍没有呼吸，肤色发青，则要立即进行人工呼吸，并马上拨打急救电话。

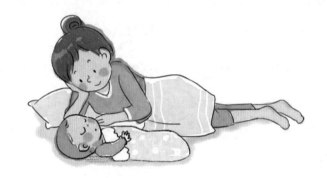

72　早产宝宝的体质是不是比较弱？

早产宝宝未足月就出生，身体各系统和组织器官都没有发育成熟，体质比足月宝宝要弱。尤其是早产宝宝的免疫功能也未发育完善，所以更容易发生各种感染性疾病。

有许多极超低出生体重儿在 2 岁之前再次入院，多数是因为呼吸系统疾病，患支气管肺发育不良的宝宝更是如此。面对这种情况，父母常常会有一些负面的情绪，内疚、焦虑和无助。

我们要告诉家长的是，宝宝生病不是家长的错，谁也比不上早产儿父母对宝宝的爱。虽然宝宝先天不足，但后天是可以弥补的，他们并不像我们想象的那么脆弱，生病也不是多么可怕的事情。宝宝会在一次又一次生病的过程中增强自身抵抗疾病的能力，他们都是坚强的小勇士。

在早产宝宝成长的过程中，增强体质要注意些什么呢？

母乳喂养是帮助宝宝获得免疫的首要环节，母乳不仅能提供免疫保护成分，还能调节和提高宝宝自身的免疫能力，是任何配方奶所不能替代的。对早产妈妈来说，至少坚持母乳喂养到宝宝 1 岁甚至 2 岁，这是最理想的。

其次，锻炼身体是增强体质最有效的方法。根据宝宝不同年龄

段的特点有不同的锻炼形式，如
1岁以内的宝宝，运动训练的过
程就是锻炼身体的过程。"三浴"
锻炼指空气浴、日光浴和水浴，
对提高宝宝的免疫力非常有帮助。
因此，要多带宝宝进行户外活动、
游泳、体育锻炼等，不仅增强了
体质也提高了宝宝机体的运动和
协调能力，会全面改善他们的健
康状况。

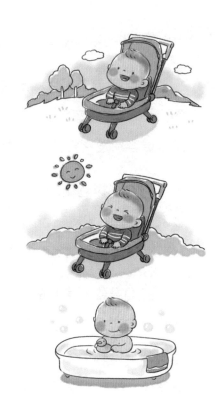

　　至于一些广告里吹嘘的那些
增强免疫力的药物都是不可信的，
千万不要上当。

73　早产宝宝可以接种疫苗吗？

接种疫苗是宝宝获得免疫力、预防传染病最简单、最有效的方法。早产宝宝的细胞免疫与体液免疫都未发育成熟，对致病细菌和病毒的抵抗力较弱，更需要通过接种疫苗来预防疾病的发生。

除了出生体重低于 2500 克的早产宝宝不能接种卡介苗之外，一般来说，早产宝宝可以接种各类疫苗。而且，给早产宝宝接种疫苗应该按照实际出生年龄（而不是校正年龄），与足月宝宝相同的免疫流程进行接种。大多数情况下，早产宝宝对常规疫苗的安全性、耐受性及免疫应答效果与足月宝宝没有什么差别。

乙肝表面抗原（HBsAg）阳性妈妈所生的早产宝宝应在出生后24 小时内尽早接种第 1 剂乙肝疫苗，接种之后 1 个月，再按 0、1、6 个月程序完成 3 剂次乙肝疫苗接种。这些早产宝宝出生后接种第1 剂乙肝疫苗的同时，还要在不同部位肌肉注射 100 国际单位乙肝免疫球蛋白。危重早产宝宝要在生命体征平稳后尽早接种第 1 剂乙肝疫苗。

但如果早产宝宝出生体重低于 2500 克，要暂缓接种卡介苗。等到宝宝的体重超过 2500 克，且生长发育良好，这时再接种卡介苗。

74 早产宝宝出现哪些异常时要及时看医生？

小月龄的早产宝宝生病时，往往症状不很明显，如果得不到及时发现和治疗，病情会发展得很快，严重时还会危及生命。所以，家长在养育过程中，要仔细观察宝宝吃奶、睡眠、精神状况、大小便以及全身皮肤等的情况，当发现宝宝出现以下异常迹象时，要及时就诊。

● 呼吸 ▶	呼吸急促，每分钟呼吸次数超过 60 次；出现呻吟或呼吸暂停，口鼻周围呈青紫色；吸气时胸部出现凹陷；咳嗽或喘鸣
● 喂养 ▶	奶吃得很少，吐奶，腹胀，或拒绝吃奶
● 体温 ▶	低于 36.5 摄氏度或高于 37.5 摄氏度
● 反应 ▶	嗜睡，少哭，少动；或烦躁不安，无法安抚
● 皮肤 ▶	皮肤青紫或苍白，手脚心发黄，肛门周围红肿
● 大便 ▶	次数增多或水样便持续 2 ~ 3 天以上，大便颜色发白，或便血

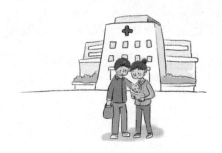

75　如何识别早产宝宝常见的异常情况?

家长在照料早产宝宝的时候，要仔细观察宝宝的身体，一旦发现有下面的情况，要及时去医院就诊，以便给予适宜的治疗和护理。

● **鞘膜积液**　看起来宝宝的两侧阴囊一大一小，肿大的阴囊可以透光。平卧时缩小，直立时增大。大多数可自行缓解，如果持续至 1 岁以上则应就医。

● **腹股沟疝**　在宝宝的大腿根部或阴囊处摸到光滑、稍带弹性的肿物，用手轻轻推，可将肿物推回腹腔。当宝宝哭闹、用力或直立位时，肿物会增大。当宝宝平卧或安静时，肿物会缩小，甚至消失。如果发现疝气发生嵌顿，即肿物不能还纳，宝宝哭闹疼痛时应立即就诊。

● **脐疝**　在宝宝的肚脐部位鼓出一个囊性肿物，轻压时可以回复，这就是小儿脐疝。脐疝不会引起宝宝身体的不适，无须处理。压硬币、包扎脐部等方法没有效果，还会造成宝宝皮肤的损伤。脐疝多在 6 个月左右自行消失。如果 1 岁以上还没有消失的话，应及时带宝宝去医院就诊。

● **隐睾**　在宝宝阴囊里摸不到睾丸或只摸到一侧睾丸，叫隐睾。早产宝宝发生隐睾的概率要远远高于足月儿，但大多数会慢慢降下来。如果 1 岁之后还摸不到的话就该去医院检查。

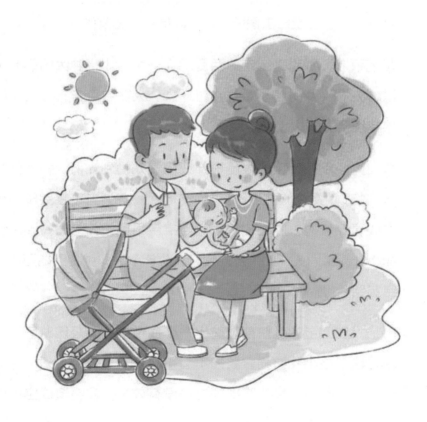

·　妈妈的话　·

黑夜中照亮前路的一束光

接到王丹华教授让我为她的新书作推荐的邀请,我立刻答应下来,因为我有太多的话想说。坐在电脑前, 我的思绪又回到了 2003 年那段终生难忘的日子。

2003 年 4 月, 正是 SARS 疫情最严重的时期, 女儿在我肚子里只待了 27 周就迫不及待地出来了。她出生时体重仅 800 克, 身长只有 33 厘米, 她让我第一次学到了一个词:超低出生体重儿。当时我的心里充满了焦虑、惶恐、茫然, 完全想象不出一个胎龄不足 7 个月、体重只有 800 克的孩子会是什么样。

当我第一眼看到女儿, 泪水瞬间模糊了我的双眼, 她那么小, 完全不是我印象中婴儿的模样。她浑身黑乎乎的, 纤细的四肢无力地摊开, 身上插满了管子, 四周全是各种仪器。那一瞬间, 我大脑一片空白:这就是那个我日夜期盼的孩子吗? 这样的孩子能长大吗? 长大以后能跟正常的孩子一样吗? ……无数的问题出现在我的脑海里。之后, 我开始拼命搜寻关于早产儿的各种信息, 可在网上搜到的资料和市面上关于早产儿养育的图书都少得可怜，我们只有利用每次去医院送母乳的机会向医生、护士们请教各种问题。

就这样，女儿在暖箱里熬过了艰难的 3 个月，体重终于达到 2000 克，可以出暖箱了。女儿很快就能回家了，我们又是欣喜又是担心：孩子接回家怎么喂养？需要做什么特殊护理？回家后万一出现异常我们不会判断、不会处理怎么办？……带着这些疑问，我来到医院，跟儿科的医生、护士们学习了一周，这才忐忑地把女儿抱回了家。回家之后，我们依然有各种担心：孩子会不会发育迟缓？她会不会出现一些早产的后遗症？她什么时候才能跟正常的孩子一样？……好在出院后，我们一直定期去协和医院随访，也与王丹华教授保持着联系，经常和她沟通孩子下一步的喂养和护理。万幸的是，虽然经历了这么多的磨难，但女儿成长得很好，现在她已经快 17 岁了，是一个自律、勤奋、品学兼优的好孩子。

女儿在暖箱里的 3 个月情况很危险，大大小小的抢救经历了很多次。记得有一次女儿情况危急，王丹华教授深夜骑车从家里赶到病房参加抢救，抢救结束后已经是后半夜了，我们想开车送她回家，可她执意不肯，坚持骑车回家。漆黑的夜，我们能做的只有打开车灯，慢慢地跟在她的后面为她照亮，那束光远远地照着王丹华教授的背影，那个情景一直深深地刻在我的脑海里。

非常感谢王丹华教授和协和医院儿科的医生、护士们用他们精湛的医术和高尚的医德，陪伴我们走过那段艰难的日子，他们不仅给了我一个天使般的女儿，也教会了我很多做人的道理，让我和女儿在以后的道路上也一直有一束光照耀着。

我想很多早产儿的家长跟我当年的心情是一样的：前途未明，心像跌进了谷底。现在，王丹华教授给早产儿的家长写了这样一本系统介绍早产儿养育的书，我真心替家长们开心，希望这本书就像黑夜中照亮前路的一束光，照亮早产儿家长从谷底走出来的路，也照亮所有早产儿成长的路。

佳耘妈妈

心怀感恩，用爱回馈

6 年前，我的女儿丹丹出生了，她出生时我感到非常无助，因为她是个早产儿，26 周出生，出生体重只有 680 克。

对我们农村家庭来说，有一个早产宝宝真的太难了，经济问题是最大的难题，其次是精神压力特别大，而且感觉没有一点支撑，不知道该怎么带这样的孩子，每走一步都是未知，都是心惊肉跳的。女儿出生后很长一段时间，我们的神经都是紧绷的，焦虑、无助、害怕、惊恐……精神都快崩溃了。

丹丹从医院回家后又住了几次院：先是出生 90 多天喂奶呛成了肺炎住院治疗，110 天左右腹股沟疝气住院做手术，之后又做了一次视网膜病变手术。最难忘的一次是丹丹 1 岁半的时候，一天早晨起来后，她玩着玩着突然就摔倒了，扶她起来后，她不敢走路，不敢睁眼睛，之后走路也走不稳，把我吓坏了。当时下着大雪，汽车无法通行，我们只能坐火车去北京找王丹华教授，她帮我们安排住院，使孩子得到了及时的治疗。

无论是对于女儿来说还是对于我来说，最幸运的事就是遇上了王教授，在我们最艰难的时候，她一次次伸出援手帮助我们：孤立无援的时候，我经常打电话咨询王教授，她不厌其烦地给我指导，她是那么和蔼可亲，让我心里感觉好温暖，让我有勇气去面对每一步都惊心动魄的未知路。曾经我被怀疑患上了乳腺癌，又是王教授帮我安排住院，还给我买来补品，并给我留下5000元钱，所幸后来排除了乳腺癌。之后，王教授又经常给丹丹寄衣服、买书，关心她的学习。

我每天都怀着感恩之心，感恩当年白衣天使们帮我把孩子留下来，感恩她一天天成为正常孩子，让我有了依靠，感恩王教授在关键时刻帮助我们渡过难关，感恩帮助过我的每一个人。我现在在家乡也会做些力所能及的公益活动，尽自己的能力帮助需要帮助的人，我们得到了关爱，也会将这份关爱传递下去。我也一直跟丹丹说，一定不要忘了王奶奶，时刻要有一颗感恩的心，长大了有本事要回报社会，回报王奶奶。

王教授要写一本有关养育早产儿的书，这对有早产儿的家庭肯定有很大的帮助，对于早产儿家庭来说，每一点帮助都那么重要，每一点支撑都那么温暖，每一点鼓励都给我们面对未来的勇气。祝愿早产的宝宝们都能够获得更多的关爱和帮助，在温柔的呵护中健康成长。

丹丹妈妈

我们给他生命，他回报我们奇迹！

2012 年 6 月 6 日，一个毕生难忘的日子！一个小家伙迫不及待地来到人世间，他对这个世界是多么好奇呀！但是他不知道，小小的、早早跑出来的小宝宝，从来到这个世界开始，就要闯过一道道的关！

出生体重只有 980 克，小得像个苹果一样的他，马上被送到了协和医院的 NICU，凶险的病情一直在反复摧残弱小的他，他也成为了王丹华奶奶乃至整个 NICU 医生、护士们的心尖娃娃！他在医院反复折腾，今天吃多了，明天吃少了；今天上呼吸机，明天下呼吸机，又重新上呼吸机……我们的心就像在荡秋千，忽上忽下，每天忐忑不安、心惊肉跳！但是我们知道绝对不能后退，王奶奶说母乳是宝宝最好的营养，作为妈妈的我就攒下一冰柜的母乳；爸爸成了家和医院之间的通信兵，是我们稳定的靠山、坚强的后盾；奶奶每天负责送奶，风雨无阻；宝宝负责努力地闯关，健康地成长！我们每一个人都拼命地坚守自己的岗位。

医生说我的宝宝就像个小精灵，听到任何人的脚步声，都会好奇地睁开眼睛看看，后来医生、护士们故意轻轻地走，不让他听到，可是他能感觉到风的流动，还是会睁眼去追寻阿姨们的脚步！

　　得到允许去医院探视他，已是第 3 个月的下旬。后来医生告诉我，我走了以后，宝宝好像知道妈妈来看他了，他更乖、更努力了！我在小录音机里对宝宝说了好多话，他睡醒时护士阿姨会放给他听。他哭闹时，只要听到妈妈的说话声，会马上安静下来。虽然我们没有在一起，但是宝宝真的和妈妈是心灵相通的！家人执着不放弃，宝宝就像大石头下的小草，一定会坚定、努力、拼命地生长，直到见到阳光！

　　我们给了他生命，他回报了我们奇迹！黑暗中，是王奶奶及协和医院的医生、护士们拉着他的小手，给他温暖前行的力量，而他以坚定和顽强回应！现在，这个聪明可爱、活泼调皮、体能超棒的小家伙和我们快乐地生活着，在校内校外都是一个优秀的小学生！

　　有一天，我们会和他一起去看王奶奶，去协和医院看所有照顾过他的医生、护士阿姨，那个时候，他一定是一个壮壮的小伙子了！

　　面对早到的小天使，我们会面临种种难关，该怎么闯关？束手无策的我们该如何养育柔弱的宝宝？可喜的是，我们父母信赖的王老师，孩子们可亲可敬的王奶奶，现在专门写了一本有关养育早产儿的书，深入浅出地教我们如何和宝宝一起闯关，相信这本书会给家长们带来意想不到的收获！

六六妈妈

坚信我儿子是最棒的

我儿子是 30 周加 6 天出生的，当时体重只有 1050 克。如今，当年的早产宝宝已经成长为一名高校大学生，是 20 岁的大小伙子了。庆幸他在协和医院出生，是协和医院的医生和护士们陪伴着他长大。从我们的经历来看，王丹华教授写的这本书，把早产儿家长最关心的问题给出了详尽的答案，我相信对每一名早产宝宝的成长都会有实实在在的帮助。

作为一名早产宝宝的妈妈，我有一些体会想和大家分享：

第一，我们一定要有坚定的信心，这是最最重要的。我儿子出生后在暖箱住了 50 天，接回家时，他还有一些指标不合格，比如贫血、脑室增宽等。出院后我们坚持定期随访，在王教授的指导下，我们一起努力，孩子满 1 岁的时候各项指标基本都合格了。就像王教授常常和我们说的，有苗不愁长啊！

第二，要科学养育孩子。初为人母，特别是早产宝宝的妈妈，更要多学习养育知识，多付出努力。我的孩子 5 个月时还不能抬头，当时我们真着急。但通过坚持不懈的早期专业训练，孩子逐步追上了正常足月儿的发育指标，他满 8 个月时学会了匍匐爬行，不到 1 岁能站稳，

1岁2个月可以独立行走。所以，越早干预，对早产宝宝的帮助越大。

　　第三，坚持母乳喂养。大量的科学依据都证明，母乳是新生儿最佳的营养来源，特别是早产宝宝更需要妈妈的乳汁，最好在宝宝半岁之内坚持纯母乳喂养，这一点我做到了。加上孩子长大后我们比较注重户外锻炼，所以孩子的身体素质还不错，很少因为生病而影响学业。

　　一路走来，我儿子是最棒的！让我们一起加油吧，愿每一位早产宝宝都能够健康成长！

山雨妈妈